医道传真系列丛书

吴南京 著

医道传真

肆

鉴别诊治

中国科学技术出版社
·北 京·

图书在版编目（CIP）数据

医道传真 . 肆 , 鉴别诊治 / 吴南京著 . — 北京 : 中国科学技术出版社 , 2020.1
ISBN 978-7-5046-8381-6

Ⅰ . ①医… Ⅱ . ①吴… Ⅲ . ①中医临床－经验－中国－现代 Ⅳ . ① R249.7

中国版本图书馆 CIP 数据核字 (2019) 第 214107 号

策划编辑 焦健姿 刘 阳
责任编辑 王久红
装帧设计 佳木水轩
责任校对 王海存
责任印制 李晓霖

出 版 中国科学技术出版社
发 行 中国科学技术出版社有限公司发行部
地 址 北京市海淀区中关村南大街 16 号
邮 编 100081
发行电话 010-62173865
传 真 010-62179148
网 址 http://www.cspbooks.com.cn

开 本 710mm × 1000mm 1/16
字 数 162 千字
印 张 12
版 次 2020 年 1 月第 1 版
印 次 2020 年 1 月第 1 次印刷
印 刷 北京威远印刷有限公司
书 号 ISBN 978-7-5046-8381-6 / R · 2457
定 价 35.00 元

内容提要

著者从医二十余年，博采众长，独辟蹊径。

本书是著者“医道传真”系列丛书的第四部，著者对出汗、无汗、发热、怕冷、咳嗽、哮喘、心悸、便秘、腹泻、出血、疼痛等常见的11种症状进行了分类论述，对病因病机的鉴别进行了重点讲解，同时辅以病案详尽分析。著者谈医论道看似随意，实则思路精巧，一气呵成，尽显画龙点睛之妙。

全书内容原创，写作质朴，真实可参，实为研习中医治学的上佳读本。

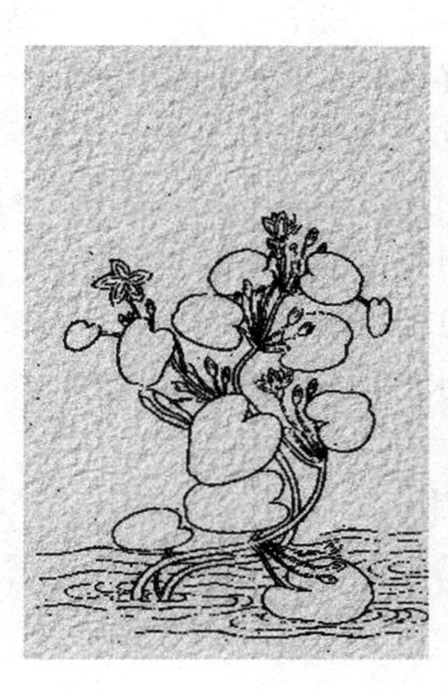
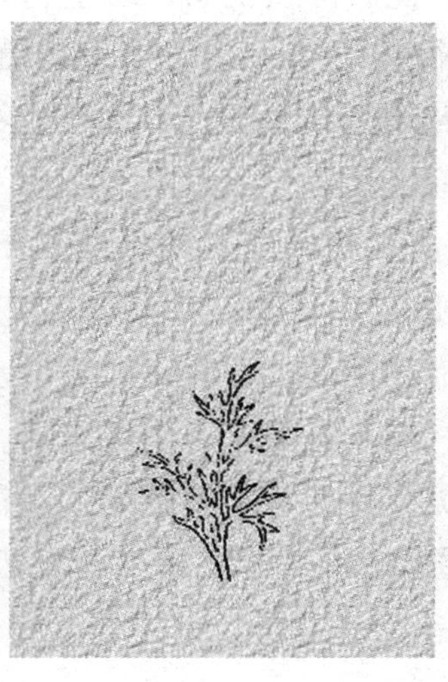
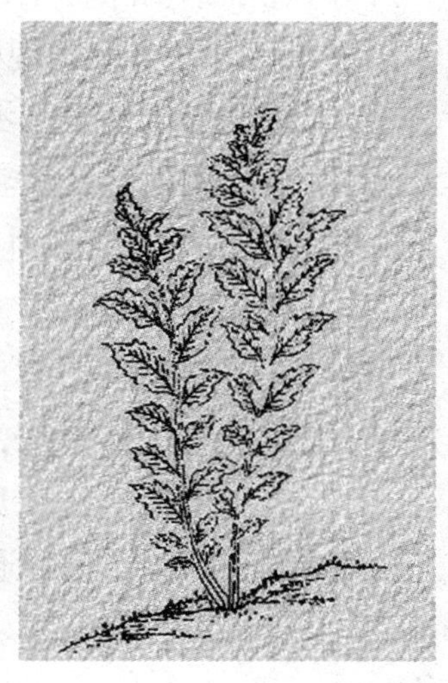

症状鉴别是识证之要

（代前言）

医之治病，首先在于识证。

中医学上，有证和症的区别。证指证结，疾病的证结就是病机。症指症状，是疾病的外在表现，如疼痛、发热等这些都属于症状。因此，治疗疾病要针对病机。

辨别病证的关键在于对疾病外在症状的鉴别分析，也就是说症状的鉴别分析是诊断疾病的核心。如果不能鉴别分析症状，就不知道疾病的病机所在，也就无法确立治疗方法和选药组方。所以说，症状鉴别是取效的先决条件。

自古以来，患者将疗效的好坏理解为用药后症状缓解的速度。笔者孩提时，有一村民小腹右下侧疼痛，当地医生用止痛药为其治疗，患者服药后疼痛消失。次日疼痛又反复，又服止痛药，疼痛又止。如此四五天，患者疼痛反复不愈，且见发热，于是到卫生院治疗，医生诊为阑尾坏死，叫患者急去庆元县人民医院行手术治疗。患者到县人民医院手术切除阑尾，此后体质变弱，易生病。

疾病的外在表现往往不止一个，但患者就医时，通常先描述最初、最明显的症状（最不适的感觉），于是很多中医师就针对患者主诉中最严重的症状对症下药进行治疗。如妇女闭经，医者不问血虚还是血滞，就使用活血化瘀药通经。若是血滞闭经，用活血药可以通经；若是血虚闭经，强行用活血化瘀药反使患者更虚。见痛用延胡索，乳核用香附，痹症用独活，便秘用大黄，水肿用大戟……如此针对主要症状进行治疗，确实是医界通用之法则。

但一种疾病常并见多种症状，单独的某一种症状往往不能说明疾病的核心问题。如普通风寒外感会见恶寒、发热、体痛、头痛等症状，有经验的医生会对这些症状进行鉴别，最终诊为风寒外感，而不会将疾病诊为“体痛”或“头痛”。因此，对症状的鉴别分析，应该是对症状群的分析。多种症状并见，要分析疾病的证结很难，于是古人也做了很多尝试。比如，对于风寒外感，会将恶寒作为核心症状。“有一分恶寒就有一分表证”，意思是只要人怕冷，就有表证存在。其实恶寒和畏寒并没有十分明显的界限。关于两者的区别，中医界一致认为恶寒是得温不减，而畏寒是得寒则减。20 多年前，父亲生病发热，大汗出后，卧于温暖的床上还会冷得发抖，这就是前面所说的没有因得温而寒减，如果以“有一分恶寒就有一分表证”来理解，岂不是父亲的状况也应有表证？所以说，对疾病的理解，不能用某一症状来概括说明，而要将多种症状间的相互联系弄清楚。

之前的拙作《杏影》里介绍了许多望诊的内容，引得很多同行来询问如何通过望诊就能将患者的疾病诊断得八九不离十。其实这是长期临床实践积累的结果。10 多年前，我于金华坐诊时，会将所诊患者的症状、舌象、脉象等记录在纸上，并在患者面前以画图的形式进行分析讲解，而且一边讲解一边归纳，使症状之间的主次关系一目了然，让患者对自己所患疾病的病机有一定了解。这对笔者而言也是一种实践演练，时间久了，自然会在心中形成一套诊治思维。

学习中医，要有“卖油翁”精神。卖油翁能将油一滴不外漏的从钱孔中倒入油壶内，只因熟能生巧。中医治病也应如此，对疾病症状群进行辨别分析，反复实践演练，慢慢则熟能生巧。

有鉴于此，笔者对临床一些常见症状进行了详细的分析对比，希望帮助读者对疾病外在症状进行更全面的理解，并提高诊断水平。

吴南京
仲夏于义乌

目 录

医道传真

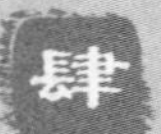

鉴别诊治

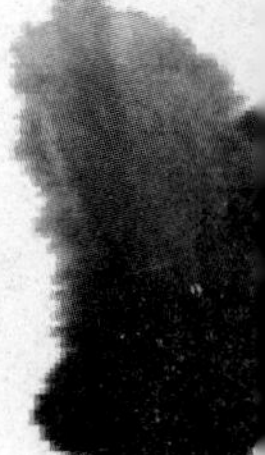

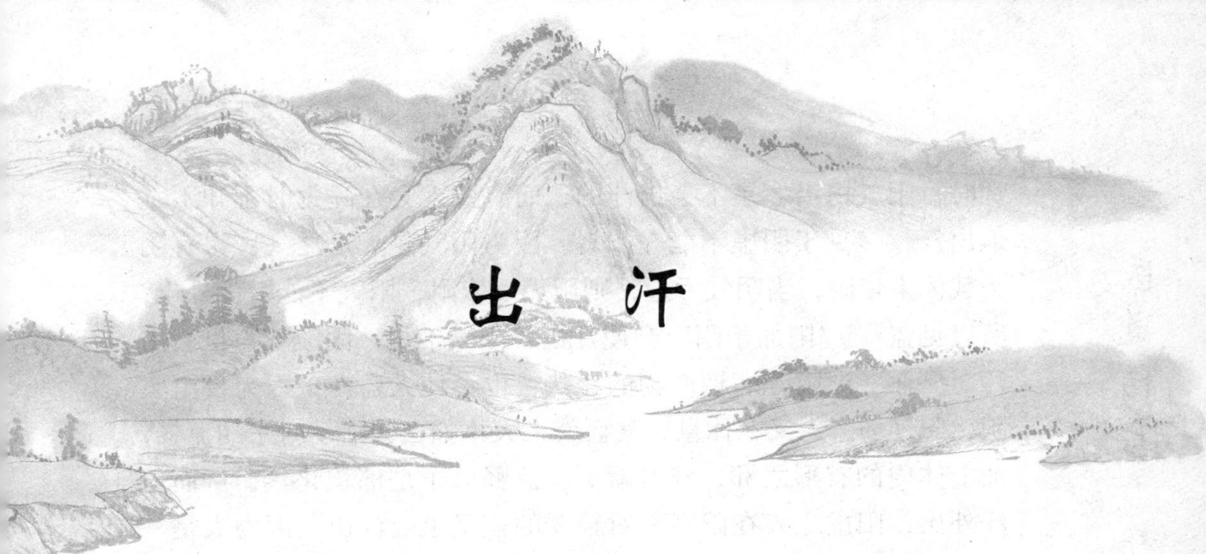

出 汗

汗是人体阳气蒸腾，津液从毛孔（毛孔，古人称为鬼门、玄腑等。古代没有显微镜这种仪器，人们看到皮肤上有汗出现，但又看不到出汗的毛孔，但汗出之处必是门户，所以称毛孔为鬼门，中医治疗上把促进汗出的治法称为“开鬼门”；玄腑，玄指似鬼般玄乎，腑指有泄无藏，汗出是“腑”在泄，所以称为玄腑）达于体表的表现形式。《黄帝内经》载“阳加于阴谓之汗”，指的是汗出要有两方面的因素，一是阴液方面的物质基础，二是阳气的蒸腾。

正常的汗出，有调节体温、润养皮肤的作用。因此汗出不畅的人，会见体温升高、皮肤干燥（或干裂）。但不正常的汗出，就是疾病，对身体会有损伤。

怎样区别正常的出汗与疾病性出汗呢?

阳加于阴才会把津液蒸腾成汗，所以阳气过亢时会见汗出，比如运动（动则生阳，静则生阴。人的生命要顺应自然阴阳的变化，到了夜晚，气温下降，阳气就内潜，人需要休息以养阴；天亮了，太阳升起，气温上升，人要进行劳作以养阳。经常失眠或熬夜之人会见“上火”，就是当人要休息时还在劳作，使阳气过亢而耗伤阴液）、食辛辣的食物等，都会使人汗出。

但疾病性出汗，与正常的出汗有明显的区别，比如正常人要活动较长时间或做程度较强的运动才会出汗，体虚之人稍做运动就会见汗出，这多因气阳两虚不能固涩，比如手术后、产后气血大亏之人都会稍动就见汗出（严重者不活动也会见汗出）；人在睡觉时，阳气内潜，是不会出汗的，而有些人会在睡觉时不知不觉地出汗，多见于阴虚不能守阳者，因为阳气是无形之气，得有阴为载体来依附，当阴气亏虚，则阳无以依附，阳气不能潜而外出，所以见盗汗。"阳加于阴"会使汗出，阳气不足，固涩不力也会出汗。瘀血、湿阻等病理产物的化热，也会使人盗汗，因为夜里主阴，阳气弱，人又在休息，气血就大大不如白天活动时来的流畅，加上体内的有形之邪，气血就更不流畅，于是郁积化热，从而迫汗外出；阳虚之人在阳气相对较弱的夜里也会汗出。因为人是一个阴守于内、阳固于外的有机整体，夜里天之阳弱，人的阳气也弱，于是阳不能固而见盗汗；局部气血瘀滞不畅之人，会见局部化热而引起局部出汗的表现。

所以对于出汗的鉴别诊断，要从出汗的时间、部位、量、性质（有的人出的汗清稀如水，有的人出的汗如油脂等）、通畅程度、汗液的颜色等方面进行综合辨别，才能诊断出正确的病机。

白天阳气旺而出汗，是因为白天人在活动，出汗可自知，所以称为自汗；夜里阴气重，人在睡觉时不知不觉地出汗则为盗汗。但也有夜里人还未睡就见出汗，也有白天人在睡觉（如午睡）的过程中出汗。所以对于自汗和盗汗的判断，不能机械地拘泥于白天出汗可自知即为自汗，夜里不自知地出汗就是盗汗。

不正常的出汗，不一定是全身性出汗，有很多患者表现为局部出汗，如头部出汗（有的人见前额出汗后脑不出汗、有的人见后脑出汗前额不出汗，这些情况所代表的意义均不同。因为前额走阳明经，后脑走膀胱经。前额出汗之人，多是阳明积热；后脑出汗之人多是表邪郁积。另外整个头部出汗，还会见于虚阳上越的情况）、颈部出汗（颈部出汗实证多见阳明积热、虚证多见虚火上扰）、胸部出汗（多见心气心阴亏虚或心肾不交）、背部出汗（背为阳腑，背部出汗多见阳气郁积太过）、腹部出汗（腹部出汗还分脐以上的腹部和脐以下的小腹。脐以上的腹部包括胃，汗出多见胃中积热；小腹包括肠、膀胱、女性盆腔，如部分慢性盆腔炎患者多见小腹出汗）、阴部出汗（多为气虚下陷、湿热阻滞）、小腿出汗（清阳失升，湿气下流）、手心出汗（手心通于心，手心汗出多见心热或心阴虚）、脚心出汗（脚心通于肾，多见肾虚无力升发）、半身出汗（多见痰饮瘀血的阻滞，比如中风患者会见半身有汗、半身无汗）等。

同样是不正常的出汗，但出汗的量有多有少。总的来说，汗出越多，对人体的伤害就越大。出汗量的多少，还可以辨别身体的亏虚程度，比如气血津液不足之人，出汗量也会相对较少。但阴或阳亏虚到极致者，则会见大量出汗。

从汗出的性质上来看，清稀如水的汗，多见阳虚，这点大多可以确定。但油脂般黏手的汗，不一定是纯阴虚。笔者父亲术后发热，就见黏手的汗大出。虽说开始治疗效果不好，但用参芪等药来补气是正确的，只是药量少而亏虚严重，因药力不足故效果不好，另外没有考虑到手术后的瘀滞问题。后来笔者以大剂参芪为主药，辅以活血化瘀来治疗，父亲才渐渐地好转。父亲的脉大而空，不是细弱的阴虚脉，所以见黏汗不一定是阴亏，而是气血阴阳俱亏者为多，切不能以单纯阴亏来治疗。

汗证不易治，病情有虚实。虚在于阴虚不守阳、气阳两虚不能固外；实证方面在于有形之邪的郁积化热、迫汗外出。当年笔者父亲的发热汗出，就是阴血亏虚不能守内、气阳两虚不能固外、有形的瘀血阻滞化热，这些情况并见。

病案 1 某妇，患慢性盆腔炎，晨起见小腹局部汗出，夜里入睡后又见全身盗汗，汗出量多，天气稍热则小腹、腹股沟处瘙痒起疹。平时见阴道、肛门坠胀感，白带黄有异味。神疲乏力，腰酸，手心发热，两脚不温。舌淡暗偏胖，舌边齿痕，苔腻滑。脉见涩浊而沉，稍数，两尺无力。此为脾肾两虚、湿瘀互结化热。治疗得补肾运脾，分消湿瘀。

处方：苍术，厚朴，藿香，紫苏叶，生黄芪，土茯苓，败酱草，益母草，石菖蒲，皂角刺，川芎，狗脊，桂枝，泽泻。

因为患者久病知医，平时自我护理得当，治疗半个月病情大见好转。此时湿邪去大半，不能再过用化湿药以免伤正，去土茯苓、泽泻，加菟丝子、巴戟天、红藤诸药又治疗半个月，患者自觉一切安好。2 年后，患者因孩子高热不退带孩子前来治疗，自诉 2 个月后又见盆腔炎复发，于是自行用初诊时的处方到附近的药店抓药治疗，症状缓解后，又接着服用二诊时的处方进行巩固，后来见白带稍有些不对就又按二诊时的处方自行抓药治疗，2 年来估计服药 200 剂，得以痊愈。

本案患者醒时局部出汗，睡后则见全身出汗。主要原因是局部瘀滞为患。当人体清醒时，气血畅行，但局部瘀滞化热，所以局部出汗；睡后则全身的血行都变慢，加上局部的瘀滞化热，于是见入睡后全身出汗。因为患者久病伤气，出汗有气阳不固的原因，也有瘀滞化热的原因，所以治疗上得补气固阳和分消湿瘀同时并进。

病案 2 某男，形体肥胖，患痛风、高血压病、高脂血症、糖尿病。平时颈部疼痛、腰酸痛、大便黏滞不畅、口干渴。舌暗瘀而胖，舌边齿痕，舌苔厚腻。脉沉涩浊稍数，两尺无力。平时自汗不已，但汗量少，稍活动则见大汗淋漓，汗液清稀。患者一派湿阻之象，这是痰湿化热引起的出汗。湿邪闭阻，因为湿性黏滞，会敛住人的气机，会见汗出不畅、汗量不多的表现，但治疗湿邪闭阻的汗出量少，也一样不能用发汗药来治疗，而要以扶补脾肾为根本，使气化有权，这是治湿的根本。另外，根据所挟带的其他病邪进行分消，才能止汗。比如很多肥胖之人，气温升高就见大汗出，但身体却不见瘦。

处方：苍术，厚朴，焦三仙，天花粉，石菖蒲，藿香，茯苓，泽泻，桂枝，炮附子，生黄芪，益母草，川芎，威灵仙。

此患者见笔者处方中用桂枝、炮附子、生黄芪之类的温热药，急对笔者说：“吴医生，我有高血压，处方中用这么多的温热药，服用后血压不是更高了吗？”因为时下治疗高血压病使用清肝平肝重镇的思路已深入人心，见高血压病就以天麻、钩藤、磁石、珍珠母之类的药为主体来治疗，多不敢用温热药。其实所谓的高血压，不外是血流过程中血液瘀结于动脉，使血管壁压力过高而已，只见肝火过亢的高血压才用此方法来治疗，而此患一派痰湿阻滞的表现，是因为痰湿使血液变得黏稠，血行过程中对血管的压力增大，治疗的核心在于化湿，而不是清肝平肝。经过笔者的解释，此患接受治疗，治疗半个月，血压未见上升，反而平稳下降，其他症状也明显缓解，自汗亦止。

病案 3 某男，平时素好饮白酒、食辛辣，但一食辛辣就见腹泻伴自汗、汗量增多，人觉乏力，肛门坠胀烧灼样不适。一般的人食辛辣后见出汗，过会儿汗止，不会过久汗出。而此患食辛辣后自汗时间久，且并见乏力和肛门坠胀烧灼，此患的病机属于气虚发热。因过食辛辣而耗气，气伤则升发无力，使元气下陷，所以见腹泻、肛门坠胀不爽、乏力等症状。诊脉见脉象空大，两尺无力，这是肾气亦虚。治疗以补气固肾为主，辅以清肺固津。

处方：生黄芪，党参，菟丝子，补骨脂，百合，黄芩，当归，陈皮。

嘱患者平时少食辛辣之物。治疗数日一切均安，又巩固治疗半个月，患者配合亦好，随访数年都没见食辛辣后腹泻自汗。

病案 4 某妇，每逢月经期间大汗出，一直到月经干净后四五天才会见汗渐止。并且月经期间见腰酸痛乏力、头眩晕、咽中痰阻，汗止后则腰酸痛、头眩晕、咽中痰阻这些症状也渐渐地好转。用平肝补肾止汗药无数，均无效。见患者舌淡，舌体偏胖，根苔偏厚，脉沉弱而涩。这是因为月经期间经水下泄，导致气阳亏虚而固涩不足从而汗出如水。气阳不足则气化不利而见痰湿内生；行经期间下元相对要虚，精亏无以养肝，相火上扰，所以见眩晕。治以固肾养精，和胃化湿，但针对月经期间需稍作调整。询问患者知月经干净十多天，值黄体期。

处方：党参，黄芪，当归，益母草，红花，桂枝，茯苓，菟丝子，枸杞子，巴戟天，杜仲，泽泻，陈皮，姜半夏，白僵蚕。

见月经来临，原方去枸杞子、茯苓、泽泻，加大生黄芪的用量以对抗气机下陷。月经干净后又以运中养精为治。笔者根据患者的月经周期，一口气给患者开了2个月经周期的处方。后得知，经治疗此患者当月月经来临汗出大减，此后来月经就没再见汗出，其他症状也消失。

病案5　某妇，产后1周，自汗盗汗不止，每日衣服未见干过。中医治以大补气血和止汗收涩药，治疗近1个月，不见效。2015年5月患者来横店四共委找笔者治疗，见患者脉浮数无力。恶露未净，并见瘀血块。虚证见汗出不止，但服大补之剂而无寸功，此时要考虑实邪的原因。产后患者元气大亏，无力卫外，多挟有外感；分娩必会出血（不论是顺产还是剖宫产都一样会出血），出血必有留瘀。所以治疗产后患者，虽见大虚，但也要考虑到虚处藏实，实邪不去，补虚不易。但考虑到风险问题，对产后患者，医院里大多只敢配些中成药益母草颗粒、新生化颗粒之类的活血药以排恶露，不敢下重剂攻瘀。笔者对此患的治疗，在大补元气的基础上加用祛风攻瘀药为治，用药1剂，当天夜里排出血块甚多，次日恶露干净，汗亦止。

处方：生黄芪，党参，紫苏叶，黄芩，益母草，当归，红花，败酱草，红藤，菟丝子，巴戟天，陈皮，厚朴诸药。

夺血者无汗，夺汗者无血。《伤寒论》以及历代注家对可不可以行发汗治疗有很多记录，有见汗法太过造成漏汗不止的情况，这是汗出伤元，卫外不固所致。因此，治疗汗出过多者，虽说要从虚实两方面去考虑，但多以虚为主，特别是一些长久性的汗证，即使见实邪严重，攻邪也不能太过，邪去大半就得以固养为治。

无汗

无汗证早在《伤寒论》中的麻黄汤证中就有记录，但这是因为外寒闭表，毛孔不开，造成汗不能出，于是用麻黄汤发汗以散体内的郁积之热。另外对于内伤方面的无汗，虚证主要是阴虚或阳虚，阴虚方面主要是津血亏虚，化汗乏源；阳虚方面在于阳虚无力化汗。实证方面，主要有气滞、血瘀、痰湿阻滞等情况，有形之邪闭阻气机的通路，使气化不利而无汗出。

外感无汗很好辨别，主要在于寒邪闭表，治疗以辛温发散为主，虽说外感会直接影响内在的气机，但治疗总体是在发散。治疗内伤方面的无汗时，一定要先区别病情的虚实。

病案 1　某妇，2013 年夏天来笔者处求治，见患者体胖面暗，有色斑，脉沉无力而偏涩，大便不畅，四五天一行，大便干结。白天尿多，夜里无尿。舌淡胖，水样滑苔。平时无汗，即使暑天或做运动也不见汗出。因为无汗，如剧烈抓痒则见皮损难以愈合。白带量多，阴吹，腰酸痛无力。久治不愈，医院诊断为干燥综合征。用激素治疗（患者原来是微胖，使用激素治疗后见肥胖），中医治疗易十余位专家亦无寸功。

患者夏天见脉沉无力，舌淡胖、腰酸痛乏力，这是气阳两虚；形体胖、白带量多、水样滑苔，这是湿邪阻滞；脉涩是瘀阻，血行不畅；大便干结不畅是湿瘀之结影响了气机的畅行，使气化不利，水湿充于三焦之中而不能润大肠；阴吹是气阳两虚，气机升发不利，使元气下流；白天尿多，在于白天阳气旺而气化利，夜

里阴气重而气化不利。所以治疗的核心在于补气温阳，以促进气化。因实邪重得大攻。问之得知月经将至，处方思路以大开大阖、大补大攻为主，使实邪随月经外排。

处方：生黄芪，炮附子，菟丝子，桂枝，茯苓，泽泻，猪苓，苍术，麻黄，益母草，当归，红花，桃仁，水蛭。

治疗2天，月经至，见大量瘀血外排，行经四五天还见瘀血块。患者因出血过多见神疲无力、头晕眼花，其丈夫见妻子面临虚脱，急来电话询问怎样应对，笔者嘱患者每日顿服人参20～30克以补气，中药不停，一直服药到经血中没有血块为止。又治疗十余天，患者的月经干净。因为排月经过多，患者开始几天感觉人没精神，但后来因服用人参，精神为之好转，再排月经数日，人的精神感觉好转，到月经干净时体重下降了5千克，并且见汗出，大便亦见通畅。

大积大实的疾病，攻病一定要猛，特别是女性月经期间是攻邪的最佳时间，治疗一定要果断，下药一定要猛。对此情况，如果患者在边上，笔者会直接用针刺血海、三阴交等穴以促进月经外排。2014年，安徽高某患严重的子宫腺肌病，见瘀血严重，笔者运用针药结合的方法攻瘀，患者连续排血近2个月，大量的血块外排，人的精神反而很好，这就是“旧血去而新血生”。很多患者见笔者用猛攻治疗之法都会害怕，但使病邪直接外排的作用效果甚好。但要注意的是在猛攻之时一定要大补元气，否则元气不支，反而攻邪伤体。但无论怎样补养，在女性月经期攻邪排瘀，还是会损伤元气的，如果对攻邪没有把握，还是小心为好。

本案患者经过十余日的排瘀攻邪，虽在此过程中用了大剂扶正之品，但月经干净后还需大补元气，但要慎防过补滞气，故应在大补之中加以疏通气机。此患者的治疗方式为在平时根据月经周期治以补养疏通，月经期间进行猛攻，如此治疗3个月，患者体重指数下降到正常水平，原来面部的黑暗色斑褪去，面色变得红润有光泽，并且身体一切正常。

病案 2 某男，面临高考，压力过大，见胸闷气闭，时不时地叹息，渐渐地见汗出减少，甚至无汗。夜里烦躁、失眠。大便时而 1 天数次，时而数天 1 次，1 天数次的大便见便溏，数天 1 次的大便见大便干结。相关检查的数值均正常。易数医效果不好，来笔者处治疗。压力过大从中医学的角度来说是肝郁气滞，治疗在于疏肝理气，通调气机。见患者脉象两寸弦劲有力，但两尺无力。这样的脉象多见于下元亏虚的中风、更年期见亢奋的患者。但一个不到 20 岁的患者见此脉象，主要在于备考消耗太过，耗伤了下元。下元肾气亏虚则无力养肝，加上急火攻心，所以见上焦郁热成疾，治疗当清润上焦使气机肃降；健运中焦使气机升降之枢畅通不滞；固养下元以固根本。另外针对气机的郁滞而疏通之。

处方：百合，郁金，丹参，桑叶，菊花，苍术，厚朴，党参，白僵蚕，菟丝子，当归。针内关，足三里，太冲。

对孩子和家长辅以心理疏导，以宽其心。经治疗，患者当天夜里就能安然入睡，次日见汗出。

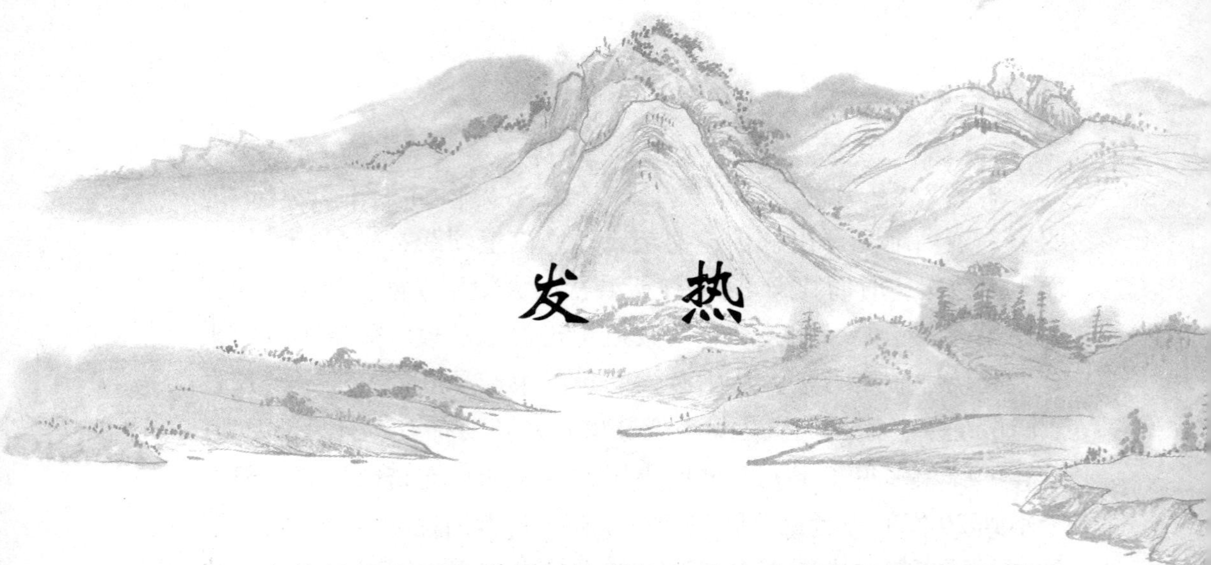

发热

发热是临床常见症状，笔者父亲是笔者诊治的第一例发热患者，笔者行医后也治愈了不少各类发热患者。近期笔者接手了一例久治不愈发热 3 年的患者，所幸该患者现在病情开始好转，激素也减量到每日半粒，后期打算让患者停用激素。为什么发热这么难治，主要是因为引起发热的病因很多，如果不针对病因治疗，发热是很难治愈的。

对于发热的病因来说，大体上可分为外感和内伤，但外感和内伤是难分难解的。《黄帝内经》载“邪之所凑，其气必虚”，也就是指人感受外邪的先决条件是身体内在的元气亏虚。比如同是降温，张三会受寒感冒而李四则不会，这就是因为张三的元气亏虚无力抗寒造成。但如果天气降温过强，又不知保暖，气温下降超过了人体的承受程度，也一样会受寒感冒。另外受外邪后，一定会引起身体内在的变化，外邪还会和身体内原有的病邪相合形成新的病邪，外感发热就是身体内在发生变化的具体表现。所以，发热是临床上很难鉴别和治疗的症状。

外感发热有寒邪、温（热）邪、暑邪、湿邪等。

内伤发热可分虚实两方面，虚证方面有气虚发热、阴虚发热、血虚发热、阳虚发热；实证方面有瘀血发热、气滞发热、肝郁发热、手术后发热、月经期发热、排卵期发热、产后发热、癌性发热、痰湿发热、食积发热等。

因为疾病的病因不同，发热时所表现的症状亦不同。比如风寒闭表的发热，主要见发热而无汗，人严重怕冷（中医术语称为“恶寒”），并且人越怕冷证明热势越重。风热外感的发热，以发热而汗出为主要表现，人也一样会怕冷，但怕冷的程度要比寒邪轻。湿邪发热则见低热，但人会有憋闷感。每一种发热，都有其特定的症状，所以临床治疗时一定要很仔细的辨别。另外发热还会发生转变，比如一个素体阳虚湿阻的患者感受外寒，开始时是恶寒发热，如果没有得到及时有效的治疗，则会导致热势渐高，因为患者体内有湿邪敛外寒，使外寒不易发散，体内的积热不能外散，就会与湿相合形成湿热。现在很多人原本是因为受寒而感冒发热，医生用清热解毒药结合抗生素输液治疗后，使患者体内湿邪加重且损伤阳气，导致患者无力祛寒外出，最终形成湿热。有些患者会问：“为什么一个感冒，用最好的抗生素治疗，反而越治越重？”受寒感冒，不是发炎，不需要用抗生素治疗，这是治疗上的错误，自然一个感冒治疗半个月都不会好，反而使人没胃口、没力气。所以治疗发热，不可单纯机械地应对。中医治疗外感发热有麻黄汤、桑菊饮等，现代中医药大学教科书《方剂学》中的解表剂，主要就是针对外感发热的。

《伤寒杂病论》对发热病的论治较多，但主要集中在受寒后的治疗。对于外感温热的发热治疗，只提及少量内容，有论无方，直到刘守真创“双解”法后，才有所突破，使得温病学说得以完善。

但关于内伤方面李东垣提出了气虚发热，王清任提出了瘀血发热等内容，都为中医治疗发热病开创了思路。但两千年的中医发展历程，对于发热病的治疗，都是零散地记录着，也有些人对此做了整理，但也仅是文字上的整理而已，缺少临床实际的应用，特别是对错综复杂的发热情况，更是缺少仔细分析治疗的方法，对学者也起不到启迪作用。于是笔者在此对发热的治疗进行了一些总结，望与同仁交流。

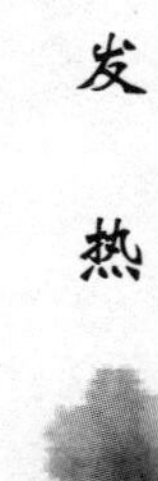

外感发热

外感发热通俗来说指的是感冒发热。

发热不一定感冒，感冒也不一定会发热，这主要看患者的体质和发热的原因。2017 年冬天，下雨阴冷，笔者在给天青坑小李村村长的夫人调理身体的过程中去了北京，有一天对方觉得背胀、腹胀不适，其友叫她去药店买午时茶颗粒服用，可是对方没去买。等笔者从北京回来时此人已经胀痛四五天了。笔者告诉对方这是感冒了，煮生姜糯米酒服用即可。对方觉得自己没有发热，以为笔者在骗她，但笔者煮好了姜丝糯米酒后，还是喝了一杯。服用后，背胀和腹胀消失。过了 2 天，还有一个患者来电话询问，说自己全身筋骨疼痛，吃了止痛药，效果不好，笔者叫对方煮姜丝酒服用，亦是服后即愈。

2015 年 4 月，天气还不是很热，东阳有位朋友来电话，说他儿子（18 岁）面临高考，近几天整天都汗出不止，但汗不多。西医治疗无效，服中药数日亦无效，笔者问对方是不是中药处方中有糯稻根、浮小麦这些药，对方告知是有这些药。于是笔者嘱其买夏桑菊颗粒（夏枯草、桑叶、菊花组成），1 次服用 2 小包，每日 3 次，其服用 2 包则不出汗，人也精神了很多。

上述症状的发生，均见于患者体内原有宿邪、体质弱、受外邪不重，但可以看出感冒（不论风寒还是风热）是不一定会发热的。

那么哪些情况下的感冒会见发热呢？这要从患者的体质强弱、受邪程度、身体痼疾三方面去考虑。一般来说，体质弱、受邪轻大多不会发热，就算是发热也很轻微；体质强、受邪重，会发热，并且受邪越重，发热亦越重。这是一个大体的情况。但还要考虑到患者身体原有的痼疾，比如素体阳虚湿阻的患者，受寒多见恶寒而不太发热，一是患者阳气亏虚，受寒后身体的郁热不重；二是体内的湿邪敛着病邪不外出。阳虚之人多见气机升发不利，受寒后阳气更伤，气机就越是下陷，于是体内的郁热也会随之下陷，很多人会见尿频、尿急、尿痛的尿路感染症状。如果是一个体质虚弱的慢性盆腔炎患者，受寒后也会使病情加重。如果湿阻于胃脘，受寒后则会见腹胀胃痞；湿阻于筋脉会见筋脉酸痛不适。如果是一个慢性肾炎见气阳两虚、水湿内阻的患者，受寒后不见发热，反而会见水肿（严重的还会见水气凌心的危重症），等等。这些情况看起来不是外感病，但主要原因还是受外寒，治疗上不能机械地套用教科书中的处方，否则会治成坏症。如果见水气凌心不知运中散邪以疏运气机使寒邪外出，只知重剂攻水，弄不好会使患者速死。

笔者认为能用纯中医治疗感冒的中医师很少，指的是治疗感冒患者时，针对患者的体质、病邪、痼疾等各方面的问题，进行综合性的治疗，而不是一见风寒感冒只机械地套用麻黄汤，风热感冒只会用桑菊饮。

但外感病的发热，有哪些不同的表现，如何有针对性的治疗呢？这要根据受邪的性质来决定，不同的病邪，所表现的发热情况是不一样的。

外寒发热

外寒是一切外感病中最常见的，《伤寒论》所论述的就是关于外寒的治疗。人受寒而感冒，称为“风寒感冒”，风指的是外在的意思。什么叫风，流动的空气就是风。所以只要在中医书中看到“风”字，首先就要考虑外邪的意思，比如风寒、风热、风湿等。而对于中风的病名，一是源于人受外邪后引发身体变化形成中风病，二是中风过程中所表现的症状像风，快速而急，还会抽动，如风之象。但《景岳全书》将中风的病名纠正成“类风”，主要论述肝阳上亢方面的病机。

中医学所说的风寒，实际指外寒。通俗来讲，就是外界气温过低使人受寒而感冒。

人受寒，毛孔就会收缩，身体内的热就不能从毛孔外泄，于是身体内积热太过，从而造成发热。因为受寒的毛孔闭结，身体内的体温不能达于体表，所以人见怕冷（中医学上称为恶寒，恶是厌恶之意）。所以人受外寒发热，主要表现为怕冷与发热并见。严重的怕冷，中医学上称为“厥”，越怕冷，说明体温越不能外散，也说明体温越高，热势越严重。所以古人关于风寒病的论述有“有一分恶寒便有一分表证”，这是有一定道理的。但有恶寒，并不一定有表证，不见得是因为受寒了才有恶寒，如身体内热毒壅滞的各类发炎也会见恶寒；身体阳气虚弱也会见恶寒。所以对于是否有外寒，还要参考脉象。外寒的脉象是浮而紧，手轻轻一摸就能感觉到脉搏紧绷的搏动。如果身体内有热毒壅滞则多见滑数脉，即阳气虚弱见沉弱无力的脉，这些都是有很大区别的。另外，要注意有寒无汗的问题，因为人受寒后毛孔郁闭，所以发热而不见汗出；而体内热毒壅滞则多见汗出。

人的生存环境，主要受温度和湿度影响，寒是指温度过低，另外还有湿度上过于干燥的燥邪和过于潮湿的湿邪。如果气温过低又见空气过于干燥，这就是寒燥；气温过低，湿度过于潮湿则是寒湿。对于寒燥和寒湿的治疗，有本质的区别。

中医界很多人研究《伤寒论》，认为治疗受寒首选麻黄汤，但实际临床治疗上，见发热还敢用麻黄汤的中医师很少。用大青叶、板蓝根、金银花这类清热解毒的中药来治疗发热是现在中医治疗风寒感冒的套路。但如果真的是受寒外感，用麻黄汤治疗就一定有效吗？这也不见得。比如浙江地处江南，春天或秋天是天气巨变的季节，一场春雨一阵升温，到了秋天则是一场秋雨一阵寒凉。外寒多挟湿邪，麻黄汤中重用炙甘草，反而敛邪，不利于治疗。再加上桂枝的温热，易使患者病情转为湿热内阻。因此治疗挟湿的外寒，笔者素来在运中化湿的基础上加紫苏叶、生姜等药，而很少用麻黄。如果患者受寒之初失于治疗，热积严重已见高热，很多人会选择用麻杏石甘汤（用大青龙汤的人很少），但疗效有限，这是因为没有考虑到湿邪相合的问题。对于治疗风寒外感的高热患者，笔者取麻杏石甘汤中的麻黄和生石膏两药，特别是重用生石膏，有时 1 剂药中会用 100 ～ 200 克。去甘草和杏仁在于防湿，另外加党参、苍术、陈皮等药来运中补气，使邪去而不伤正。如果患者已经发热 1 天以上，还会再加黄芩、金银花、连翘、大青叶等以折透热毒之邪。如果热势严重，还可以直接刺合谷、曲池、内庭等穴以泄热邪。如果见热势已经非常严重，则可在十宣穴进行刺血。

笔者从对风寒外感发热的治疗来看，麻黄汤是针对病情初起、热势不严重、体温在 38℃以下的治疗方法，而不用于体温在 39℃以上的患者。当患者体温超过 39℃时，应从麻杏石甘汤化裁入手，见湿加运中化湿；见食滞加运中消滞；见热毒明显则加清热解毒和化瘀活血药。如果患者受寒失治，体温持续 39℃以上，这时一定要重视舌诊和脉诊，如果见舌干红，脉细数，这是发热伤阴，得在清透中加以养阴，笔者一般以麻黄、生石膏、金银花、麦冬、党参、地黄等药为组方思路；如果见脉浮大无根、舌淡，这是虚阳外越，切不能用麻黄、苏叶等发散药来治疗，否则会使阳气外脱形成危症，应用大剂参附汤来治疗，使阳气归潜才能退热。《伤寒论》虽说有很多关于受寒外感的治疗方法，但只是教人思路，而不是叫我们套方治疗。临床上疾病的变化过于复杂，拘泥于用固定的处方治多变的疾病，自然是难以胜任的。

受热发热

气温过高发生的感冒称为风热感冒，如果气温过高并且又挟湿，则称为“暑”，无湿不成暑，暑是湿热为患，且热重于湿。单纯因气温过高而出现汗出、发热、脉浮数等症状，属于风热外感。气温升高，使人体不能适应，所以风热感冒多见于春夏之交。但现在由于空调的普遍应用，室内外的温差很大，也有很多人冬天见风热感冒。笔者每年冬天到北京都会感冒，就是因为难以适应室内外温差。所以笔者冬天去北京，行李中常备夏桑菊颗粒。

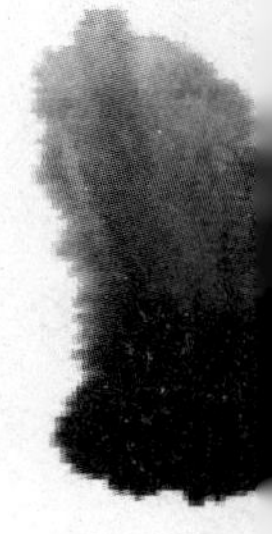

受热和受寒的发热，虽说都见发热，但发病机制不同。受寒发热是因为毛孔闭塞使体内的热不能外出而见发热，而受热发热是因为气温过高，使人的毛孔开泄，体内的热势快速外散而见发热。因此，风寒感冒与风热感冒的发热是有本质区别的，治疗上也有很多不同。

受寒的治疗用辛甘温热药，而受热感冒的治疗则用辛甘偏凉药。曾有一患者问笔者怎样去理解风寒感冒和风热感冒，笔者答道："根据汗出的症状。"对方问笔者："治疗感冒要从汗解，为什么风热感冒汗出的同时不能散风热呢？如果汗出就可以散外邪，那么风热感冒有汗出之症状，应该不需要治疗，外邪自会消散，如果非要治疗也只是考虑到汗出伤人元气，进行补养就可以了。"此患者看过很多中医书，所以会提出这种问题。肺主皮毛，外界的气温过高，通过鼻呼吸时空气被直接吸到肺里，使肺气不利，应用辛散药来散外邪。

受寒和受热的治疗，因为病因相反，同样是散外邪，寒邪用的是温性药，而热邪用的是凉性药；寒邪伤阳，所以治疗寒邪应时时扶阳气，热邪伤阴，所以治疗热邪应时时养阴气。但这是一个大概，不是绝对，因为疾病的变化与患者固有的体质和原来体内存在的疾病有关。这些问题都会直接使外感病发生不同的变化。比如素来阳虚之人，阳虚则外固力不足，易出汗，如果外感病的治疗过程中发汗太过，则会伤阴，最后形成阴阳两伤；如果患者是阴虚之人，发汗太过，亦一样会使阳随汗脱而伤阳，最后也导致阴阳两伤。所以受寒扶阳，受热养阴，这是病初之时的治疗，如果一路失治，到最后，大多是阴阳两伤，病情也很复杂。所谓"伤风不醒便成劳"就是这个道理。

治疗风热外感要考虑中焦脾胃的运化问题。笔者见过很多处方，一路寒凉，患者外感没治好，脾胃先损，形成痰湿之邪阻滞中焦，气机升降不利，病越治越差。所以笔者治疗风热外感初起之时，多以桑叶、菊花、金银花、连翘、黄芩等清透药为主，另外还会酌加党参、藿香之属以补气运中。如患者见舌红口干，这是伤阴，再加梨子（梨子切片放到中药里一起煎，对于风热外感伤阴者效果很好）、麦冬。如果患者见脉浮无根，这是因为患者汗出太过，阴阳两伤，则在大剂清热药中酌加巴戟天、菟丝子以纳阳入肾。如果见脉浮无根还不加固肾潜阳药来治疗，会使汗出无度，元气大伤。

因为感受的是热邪，所以患者发热速度快，不会像受寒那样。风寒感冒往往是早晨低热，到了夜晚热势还不见退。而风热外感的发热发展迅速，所以治疗风热外感的发热，一开始就得在清透剂的基础上加用清热解毒药以折热势，否则汗出太过，伤元气后更难养。

受湿发热

天布五气以运万物，人失水则死。空气中适当的温度和湿度是孕育万物的必要条件，太过则淫乱而伤人身体。

受湿发热的发病机制主要是因为阴雨天气，空气湿度太过，吸到肺里的空气太湿，会直接影响气血的畅行，气机郁滞而化热。因为湿邪之性黏滞缠绵，所以湿邪发热表现为闷热，受湿患者发热时体温不高，多见低热，会见发热反复难愈。

另外，书中说受湿发热多发生在下午3—5时，因为此时阳明经最旺，称为日晡发热，但这只是一个大概，笔者治疗过很多受湿发热的患者，并不在此时间段发热，有的是夜晚睡后发热，有的是早上发热，有的是傍晚开始发热直到次日清晨才退热。都是湿热发热，但发热的时间不同，主要是因为每个患者的体质和身体原有的痼疾不同。肺胃为贮痰之器，脾胃不和之人，胃中湿阻化热，所以傍晚时分会发热，治疗在于和胃化湿。受湿患者夜里发热，主要在于患者素有瘀血内阻，人入睡后血行变慢，受湿邪后血行更慢，于是到了夜里就会发热，比如一些慢性盆腔炎患者，夜里会发热，并且汗会浸湿床褥，这种情况治疗在于分消湿瘀。

素体阳虚者受湿多于清晨发热，因为此时太阳升起，阳气开始升发，睡了一夜后体内的气血又不和畅，并且从时间上来看，此时阳气开始变旺，治疗在于温阳和分消湿瘀。傍晚发热并且持续到次日的患者多阳虚，治疗要用利水之法，单纯外透和燥化、芳化治不了这种湿邪发热。

受湿发热必定是体内的湿热所化。外湿有寒有热，寒湿如江南的冬天，阴雨连连，又湿又冷。湿热则如江南的梅雨季节，气温偏高（30℃左右），连下几天雨又转晴，太阳一出气温马上大幅度升高，地表的水就成为水蒸气，空气变得潮湿，这样的空气又湿又热，吸到肺里，马上成为湿热之邪阻滞于体内。

人活着，身体就会产热，阴寒的外邪进入体内，虽说开始不会表现出发热的症状，但时日一久，还是会化热的。但寒湿化热和直接感受湿热，这两者造成的发热所表现的症状是不太一样的。寒湿化热的发热和直接感受湿热的发热，所表现的情况也不一样。

寒湿化热的发热，没有明显的表证，而直接表现为湿热的发热。寒湿化热的发热，见人心烦闷，时不时地会出汗，汗后人又见寒冷不适。笔者近来接手一例发热 3 年不愈的患者，就是寒湿化热，嘱停用激素 5 天，让患者留在金华，笔者根据天气和月经周期的变化为其针灸，针药结合治疗，控制得不错。湿热的患者，则多见汗出，但汗出不畅。所以有汗无汗、汗多汗少是区别寒湿化热和直接感觉湿热的一个要点。另外寒湿化热的发热渐进时间很长，比如 2017 年腊月义乌下大雪，有几个感受寒湿之邪的患者，到 2018 年气温升高才见发热，这就属于伏气温病。这几名患者体温都偏高，有的还见 39.5℃的高热。治疗上笔者以麻黄、石膏、苍术、厚朴、藿香、苏叶、黄芩、党参、益母草等把湿、瘀、热等进行各路分消。而对于雨后天晴，气温升高，人直接感受湿热，第 2 天便发病，见低热这种情况，治疗则用藿香、苏叶、黄芩、苍术、泽泻、木通、茯苓、益母草等药，以直接通利、芳化使病邪速去的方法治疗。

外燥的发热很少，因为燥是空气的湿度不够，并且燥还有寒燥和热燥之分，寒燥从寒治，热燥从热治，不外是因燥伤阴，治疗时要顾护阴津。2017 年夏天，浙江大旱，又热又燥，有些患者发热，反而见白腻苔，这是因为天气过于燥热过食水果、冷饮造成体内伤阳生湿，或体表的湿邪入内（燥热的夏天，室外大热一身汗，忽然进入开冷风的空调房间，体表的汗液会马上进入体内，于是形成外寒内湿的病机，治疗得以藿香正气加清润药治疗），舌裂干红的伤阴反而少见。2009 年秋夏之交，金华地区干旱，天气已冷，这是寒燥，治疗上在于温润散寒。喻昌虽创清燥救肺汤，但用于实际的临床治疗，还有很大的区别，可师不可泥。

疫毒发热

关于发热病,《黄帝内经》《难经》《伤寒杂病论》《温病条辨》等书中均有较详细的论述。发热最急、最危莫过于疫毒之热。但《伤寒杂病论》主要论述受寒发热，虽有相关条文论述疫毒发热，但也没有提出治疗的方法，后刘守真创内外双解之法才使之得到较大的补充，到清代温病学才得以完善。

以现代医学的病名来说，疫毒是各种急性传染性疾病，比如流行性乙型脑炎、大叶性肺炎、霍乱、甲型 H_1N_1 流感等疾病，都属于疫毒。疫毒发热的特点为发病急、转变快、高热（又称壮热，体温在 39℃以上）。大学教材《中医诊断学》对发热的论述，包括潮热、微热、往来寒热、壮热等。关于壮热，主要见于受寒后寒邪化热严重的“阳明”阶段。但总体来说，疫毒发热主要表现为高热。

人体因感染疫毒源而发病，中医学认为疫毒“从口鼻入”。有人说疫毒从口鼻入是由叶天士提出的，这是错的，其实是吴又可

于《温疫论》中提出。

还有人说疫毒也属于外感病，而笔者将疫毒发热单独来写，是因为疫毒的发热特点不同于其他受寒、受热、受湿等外感病。虽说不同的疫毒，也会有挟湿、挟寒等特性，但因为疫毒是一个生命体，一个生命体入侵人体中导致的发热特点与单纯气候变化造成的发热是不同的。

不挟湿的疫毒发热，表现为发热快速迅猛、高热持续不退，或经治疗退热后又反复。而挟湿的疫毒发热，发热时体温明显高于受外界湿热空气影响而引起的外感病。

疫毒从口鼻入，但从口入的疫毒与从鼻入的疫毒对人体的影响是不同的。从口入的疫毒主要表现为消化系统症状，而从鼻入的疫毒表现为肺、脑、心脏等组织器官症状。

对于疫毒的鉴别诊断，主要区别挟湿与不挟湿，挟湿的疫毒舌苔厚腻（无热则舌苔白厚，热轻则舌苔微黄，热重则舌苔焦黄，热毒炽盛则舌苔焦黑）。疫毒发热的速度之快，远远超过风寒外感与风热外感。比如风寒外感的发热，往往要 2 ～ 3 天才会见明显的体温上升，风热外感的发热于 1 天左右见体温上升，而疫毒发热多在数小时内就见高热，特别是小孩子，1 小时内就会见体温明显升高。所以对于疫毒发热的治疗要及时，用药要果断。

对于疫毒发热的治疗，早在《千金要方》中就有“清热解毒药 + 辛散药”的治疗方法，后刘守真提出了内外“双解”。在刘守真创立双解理论之前，很多人用《伤寒论》中的辛温发散剂治疗疫毒发热，导致很多人被误治，所以对于崇尚《伤寒论》的人，一定要正视这段真实的历史，切不能拘泥于用辛温药来治疗疫毒发热，也不能泥于“麻黄 + 石膏”的组方。治疗疫毒发热，还要考虑到病情的性质，特别是在发病之初要用重剂清热解毒药。姜春华提出用“截断扭转”来治疗疫毒发热是大有见地的，但他强调病情一开始就用重剂生大黄来泄下，这的确有些过分。因为泄下使人元气大损，造成患者无力祛邪，反不利于治疗。笔者从吴又可的“达原饮”思路得到启发，针对江南多湿，且疫毒患者脾胃多虚的特点，治疗以调运中焦脾胃为核心，在此基础上加重剂清热解毒药和发散药。若患者24小时未解大便才会加大黄，一般刚开始治疗疫毒发热时，不用大黄。

对于治疗疫毒发热，有必要用风药发散，只是量小量大的问题，比如笔者会在大剂清热解毒剂中加3～5克麻黄，或加些许荆芥等以透散气机。虽说《温病条辨》中治疗温热病初期以桑菊饮、银翘散等为治，发散药用凉性的风药，但对于疫毒的治疗还是温性的风药效果更好。因为辛凉之药相对辛温发散药，散透气机的效果明显较弱，加上处方中大剂的清热药，再用凉药散透气机，效果就更差了。

病案 吴某，女，5岁。时常外感发热，每次发热体温都高于39℃，见角弓反张、惊厥抽搐。因为小孩的父亲从事电脑维修工作，他看到笔者电脑中有大量关于中医的内容，于是相互聊天，得知笔者是名中医。一次患儿高热40℃，见惊厥抽搐，急来笔者处，原来患儿在医院治疗2天，效果不好。笔者急用针刺合谷、曲池、内庭出血，不一会儿患儿腹中气消，排出黑干大便数粒，体温下降为38.5℃，抽搐渐止。

处方：枳壳，厚朴，生大黄，大青叶，生栀子，郁金，苏叶，党参，生石膏，水牛角。

处方中生石膏、大青叶用到50克。等到药煎好时，患儿的体温下降为38℃，此时已是低热，于是嘱家长给患儿服半剂药即可。但家长怕患儿病情反复，于是尽剂而用，没想到体温降得太低，急找笔者解决。此后家长认为中医治疗高热的效果要比西医好，笔者给对方备一两剂药以应急。此后家长见患儿发热，便取上药给患儿服用，一两剂即愈。

对于疫毒高热的治疗，针刺的效果比中药来得快。风寒外感的发热，因为病因是寒邪，所以针大椎、委中等穴，以督脉膀胱经为主；如果是风热外感的发热，针合谷、曲池、鱼际等穴，以大肠经和肺经为主；如果是疫毒则针合谷、曲池、内庭等穴，于大肠经和胃经取穴，特别是胃经退热效果很理想，因为大肠经在于散，而胃经则是直泄郁热。

为什么要这样取穴，笔者认为寒邪伤阳，所以取督脉和太阳膀胱经以散寒；热邪郁肺，也一样以发散为主，所以取上肢的大肠经和肺经；疫毒则是高热，得急泄，所以取下肢的胃经以直泄热结。

针后再配中药，是因为煎药得有一个时间过程，往往针后体温就能快速下降，为中药的治疗提供了条件。

对于开具疫毒发热的中药处方，切忌纯阴用药。常见有些人治疗疫毒发热，一个处方十几味药，全是清热解毒药，这是大忌。治病的目的在于保命，用药过于阴寒，会直杀人之阳气，造成身体气机不利，反不利于治疗。特别是对于某些疫毒，虽见高热，但有明显的湿邪，更不能用纯阴治疗，否则会使湿生，治成坏症。

为什么治疗疫毒以运转中气为核心，主要在于考虑到一切治疗都建立在正气的基础上，脾胃健则正气足，脾胃损则正气弱。过于阴寒徒伤脾胃，中焦受损，正气亏虚则不能愈病。脾胃为一身气机升降之枢纽，运转中焦之气机，则使全身气机得以畅通不滞。脾胃为运化湿邪的核心，脾胃健运则使湿邪和热邪得以分消，使疫毒之势孤，有利于治疗。运转中焦气机，有利于腑气的通降，使热邪速外泄。

但对于治疗疫毒高热，得时时注意伤津的问题。魏长春认为输液是急救津液，高热伤津，输液可使体液得以快速补充。但输液易使人体内生湿邪，所以针对输液配合中药治疗，开具中药处方时，一定要考虑到中焦脾胃的湿阻问题，用药以润而不腻为原则。润药方面，如麦冬、百合、沙参等药都是很好的选择。虽说地黄、玄参等药有很好的养阴清热作用，但还是少用腻药为好。

内伤虚证发热

内伤别于外感。内伤指因为身体内在的病因引发的疾病，而外感则是因为感受外邪引发的疾病。但内伤和外感是相互影响的，比如素体阳虚之人多不耐寒，天气稍一降温就会感冒。同时，素体阳虚之人，受了外寒，但又不是很严重（患严重外寒时，会见明显的外感症状，但因为外寒不严重，所以临床表现并不明显，易被患者忽视）就会造成寒邪长期留于体内，久而久之变成了其他的疾病，比如慢性肠炎、慢性支气管炎、慢性阴道炎等各类慢性炎症，很多都是因为寒邪久困不能外解。还有一种情况，即外邪会直接引发内邪，比如素体血行不畅的患者，受风寒外感，血行会更加瘀滞（血遇寒则凝），瘀久会直接影响体液的气化（血不利则为水之意）和化热，造成湿热郁阻，患者表现为阳虚怕冷，同时又见体内湿热，病机十分复杂。

所以，对于发热病来说，一定要先区别是内伤还是外感，一见外感，一定要先驱散外邪，使内外之邪分离，便于治疗。但对于内伤严重者，身体内在的气机和元气虚脱得很明显，又得以先救内为上。治病的目的是保命，元气将脱之人，再散邪，势必造成元气耗散而死亡。《伤寒杂病论》对这些问题的处理有很详细的论述，如见胃脘痞胀、腹泻无度等问题，即使受外寒也要先调内。但笔者认为上述问题，单纯治内不散寒是不现实的，还应内外同时治疗。比如见腹胀受寒，单纯解内效果不好，可以用“香砂理中＋苏叶、生姜”的方式治疗，形成内外双解的治疗思路；如患者元气亏虚无力抗寒，则用“参附汤＋当归、苏叶”的方式治疗。

内伤虚证主要指人体气、血、阴、阳等亏虚造成的身体发热。气为阳中之阴，气虚为阳虚之渐，阳虚为气虚之甚，所以气虚和阳虚主要在于程度上的不同；血为阴中之阳，血虚为阴虚之渐，阴虚为血虚之甚。

对于气和阳的问题，很多学过中医的人都能理解，仅见气短无力是气虚，但气短无力之人多会并见怕冷，这就是气虚较严重，阳也开始变虚，著名的参附汤是气阳并补的方剂。而对于阴和血的问题，很多人会提出疑问。从中医角度来讲阴是一切体液的总称，前人有“血汗同源”“血水同源”之说，所以对于见形体干瘦的阴精亏虚之人，治疗上一定要阴血并补。

气虚发热

气虚发热的理论由金元四大家李东垣提出，主要集中在《内外伤辨惑论》《脾胃论》两书中。《内外伤辨惑论》载“是热也，非伤寒邪皮毛间发热也，乃肾间脾胃下流之湿气闷塞其下，致阴火上冲，作蒸蒸燥热”。《脾胃论》载“饮食失节，寒温不适，则脾胃乃伤；喜怒忧恐，损耗元气。即脾胃虚衰，元气不足，而心火独盛。心火者，阴火也，起于下焦，其系于心，心不主令，相火代之”。以上两个论点，虽看起来是一实一虚，实是“湿气”，虚是元气亏虚，但脾主运化水湿，元气亏虚亦是因为脾虚。李东垣提出“脾气一虚，肺气先绝”。肺主一身之表，气主卫外，脾胃虚则肺气不足，肺气不足则无力固外而使体内的热外泄，从而发热，这是气虚发热的病机。李东垣认为元气不足则“阴火”内生，如果从实邪的角度来看，阴火是邪郁化热，比如李氏在《内外伤辨惑论》中所说的湿气就是指实邪方面。但李东垣所创的补中益气汤主要还是治疗虚证，处方中以黄芪、人参两味补气药为核心用药，不难看出，阴火实际是身体内在的热量。

我们饥饿时会见心烦、气短、汗出、肢体颤抖、身体烦热等症状，进食后这些症状就会消失。人体过饿会见发热，从西医的角度来看这是因低血糖造成的，但这并非是单纯的低血糖问题，还应考虑“气”的问题。李东垣对阴火的理解，一是指“下焦离位的相火”，二指湿郁化火。下焦相火，指的就是肾中元气，肾为元气的仓库，当身体维持生命的能量足时元气就藏匿于肾中，如果过饿，就会调动肾中元气来补充能量。李东垣对气虚发热所表现的症状，有“气高而喘，为烦热，为头痛，为渴而脉洪”等描述，从这些症状来看，有的是气虚，有的是虚阳上越，所以他创制的补中益气汤只是为我们开启了一条思路。从“气高而喘，为烦热，为头痛，为渴而脉洪”这四个症状来看，均是明显的虚阳上越，治疗在于降潜纳阳，而不能再用补中益气汤，如再用补中益气汤，势必造成虚阳更加上亢，轻则见戴阳证，重则脑出血死亡。但补中益气汤的功用中有一点是确定的，那就是补。气虚在于补气健脾，阳虚在于固肾潜阳。

笔者父亲手术后发热，就是因为手术后元气大亏，笔者治疗以大剂生黄芪为主药，再加活血药等取效。笔者父亲当年行胃大部切除术，术后 2 个月给予每次饮食量不超过 50 毫升的半流质饮食，从中医角度分析，这也是导致气虚严重的核心病机，因为气为血帅，血行全在于气的推动。笔者到金华正式行医之后，再用原来补气活血的思路治疗父亲的发热病，效果不是很明显，于是笔者在原处方中加大剂枸杞子、菟丝子之类的固养肾精药，便马上见效。现在笔者父亲虽近八十高龄，但身体一直很好，不见发热。所以李东垣所说的阴火，实际指的是元气。元气不是仅藏匿于肾中，而是以肾为主体仓库，同时还充斥于全身，肾似一个水库，元气似水储藏于肾中，笔者父亲随着年龄的增长，肾这个水库逐渐漏水，因此后来治疗时要再加用固养肾精的药才能取效。

对于气虚发热的病机，补气运脾是核心，但是气虚之人血行必不畅。补中益气汤中用当归和陈皮就是为了行气血，使补进去的能量能周行于身。

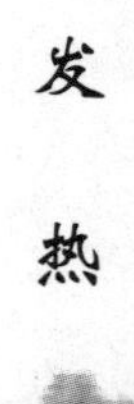

有人将气虚发热的程度形容为“状如白虎”，白虎指《伤寒杂病论》中白虎汤的适用症状。白虎汤针对的是内热炽盛的病机，比如外感病的发热，以大汗、大脉、大热、大渴为主要症状。气虚发热也会见大汗、大脉、大热、大渴，但脉象有所不同。白虎汤治疗的是实证，所以白虎汤的大脉是脉实大而长，而气虚发热的脉大是大而中空。《伤寒杂病论》中讲“脉大为劳”，此种虚劳的

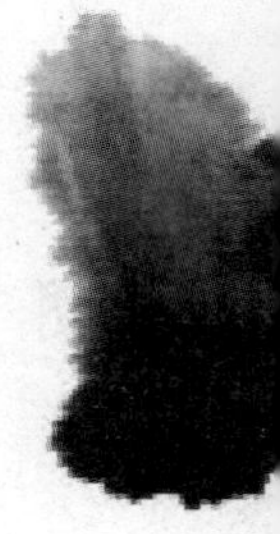

大脉与白虎汤的大脉是有明显不同的。

对于气虚发热的治疗，以甘温为主，李东垣认为“甘温”能除大热。因为甘能补，温能养。笔者对于气虚发热的治疗，取补中益气汤的思路，但不太用风药之升提，而是用苍术之属，运中而兼有散发之品。一般以生黄芪、党参、苍术、陈皮、当归、益母草、菟丝子、巴戟天为核心用药。若患者口渴则说明热伤阴分，要加养阴的润药，如果烦渴严重则用知母、地黄等药，渴而不烦用百合、麦冬；见汗出而清冷严重加用炮附子，轻则用巴戟天，恶寒则用附子、桂枝；舌苔厚加苏叶、藿香。治疗应脾胃同补，而不是机械地用补中益气的思路。气虚发热如达到要用白虎汤治疗的程度，则上焦多见阴耗，所以得加一两味凉药以制约；气虚的症状符合白虎汤的适应证时，这是肾中相火上扰，得固养肾元，过用升提，反动摇下元根本。以上是笔者对补中益气汤的变通应用。

另外，对于气虚发热的症状程度达到需用白虎汤治疗时，这是内元不固的表现，可给患者温灸小腹的关元、气海等穴，笔者一般直接用热水袋温敷小腹，这样既方便，又不会使患者受寒。再针太溪、太冲，使阳气下潜归元。

阳虚发热

阳虚发热是指虚阳外越引起的发热。

人体是一个阴守（敛）于内，阳固于外的有机整体。阳是无形的，阳如果无有形的阴来守，则会耗散而无命；阴无阳之运则是死阴。阴阳平稳，则气机的出入平稳。

虚阳上扰和虚阳外越的病机是不同的，主要在于病情程度不同。虚阳上扰的病情较轻于虚阳外越。虚阳上扰严重的疾病有脑出血中风；而虚阳外越则见元气散脱的亡阳证。虽说脑出血的中风会使人死亡，但死亡的原因不是因为阳气亏败，而是血中痰饮水湿和瘀血等实邪阻滞了气机才致人死亡。阳气外越则是人体最后存在不多的阳气通过毛孔外散。医院急诊科见很多患者气喘、汗出、身体发热而死，这就是人体内最后的阳气外越。但阳虚发热的病机，是阳气亏虚得很严重，但还没有到死亡的程度。

笔者诊治过较多这样的患者，患者在医院里见高热不退，但检查却是一切正常，脉诊见脉虚浮无力而大，轻按脉见脉大有力，稍轻轻一按则见脉中空空如也，两寸的力量偏强，两尺几无，脉象见数。

人体的健康在于气机的升降出入平稳，虚阳外越是气机向外发散太过，治疗以固涩收敛为核心，这与气虚发热的治疗大不相同。气虚发热的病情远不如阳虚发热的病情严重，气虚在于补养，而阳虚则要在补养的基础上加大剂收敛固涩药。很多名中医都用山茱萸的收敛之性治疗虚阳外越，特别是张锡纯、李可等医家在这方面有较多的论述，但笔者从临床角度分析，认为以大剂生黄芪为主药，白芍为辅药更好。笔者向来不常用金石重镇之药，但对于虚阳外越的治疗，也会用龙骨、牡蛎等药来收敛气机。

对于虚阳外越发热的治疗，笔者选择温灸小腹、足底，以使元气速固。温灸虽不能对人体补充能量，但可以使元气快速地收敛固涩不至于过度外散。所以对于阳虚发热虽不见得是要命的危急证，但可以配合温灸治疗。如果是危急证，则先温灸，再配药以补充能量。中医并不是人们常说的“慢郎中”，中医于急救时是大有作为的，并且在很多情况下效果比西医好。

在用药方面，以补为主，收敛固涩为辅。因为患者以虚为主体，所以治疗上还得以补养为主。野山参在补益方面有很好的效果，笔者家里有老人，所以家里常年备有野山参。对于一般患者来说，生黄芪的效果要好，但药量要重，1 剂药得用 150 ～ 300 克，量少则无效。另外再以炮附子、龙骨、牡蛎、山茱萸、菟丝子、当归、陈皮等药为核心用药。见渴加麦冬，清上焦之热以使气机得以降潜。如此治疗 3 ～ 5 天，再调整处方。

病案 某更年期血崩证患者，表现为大渴、大热、血流不止、大汗出、面部潮红、脉虚大数疾。医院用止血药无法止血，因体质过虚，不能手术，于是找笔者治疗。

处方：生黄芪200克，党参100克，百合50克，山茱萸50克，炮附子50克，枸杞子50克，龙骨50克，牡蛎50克，当归15克，陈皮15克，苍术15克。

另外，温灸小腹，针百会、太溪。不到1小时血渐止热退，人见困。药煎好时患者已不发热，服药后留门诊部观察，患者入睡香甜。

阴虚发热

阴虚发热是指有形的阴分亏虚，无力收敛无形的阳气，使阳气外散的发热。

因为《黄帝内经》中有“热则寒之”“寒则热之”的治疗原则，所以对于内伤发热来说，用寒凉的养阴药治疗是时下中医的主流。但有很多患者并不是阴虚发热，可中医师治疗时还是一见热就用寒凉之药。笔者近期接手治疗1例发热3年的患者，服养阴药无数，笔者提及麦冬、地黄、丹皮等药名时，患者早已熟知这些药的药性。

阴虚发热，必定要有阴虚的症状才能辨别。阴虚则必见形体干瘦，有形的阴分亏虚，因脉管不充而见脉细数，阴虚不能涵养心火，因此阴虚之人多见心烦。所以切不能一见内伤热病就诊为阴虚，并用寒凉的养阴药来治疗。

阴虚之人，血多瘀滞不畅，所以对于阴虚发热的患者，养阴之时还得加用当归、丹参等药以通行血脉。人体的健康在于阴阳平稳，阴虚则阳亢，所以治疗阴虚发热的患者得纳阳，因此要在大剂清润养阴药中加少许温阳药，才能使阳气下潜。

寒凉滋润的养阴药多碍脾胃的运化，所以养阴得运中，不能使脾胃失运，否则阴未养好，脾胃先败。

病案 2015年春夏之间，笔者在横店四共委治疗一例更年期综合征的患者，此患者形体干瘦，大便干结，严重失眠，两颧潮红，脉细数无力而弦，舌红干瘦，持续低热，不时见高热、潮热。患者知道更年期会潮热，但一整天的持续低热，使患者非常烦躁，因为持续低热会不断消耗人体的元气和阴精（癌症晚期的发热，也是在消耗能量，所以患者活不久）。患者虽看了十多位医生，但所开处方的主体思路相同，主要是以收敛止汗、清热养阴为治，不外是以麦冬、浮小麦、糯稻根、地黄、白芍等为主体用药。笔者取外关、内关、太溪、太冲针刺，平补平泻，留针 1 小时，针后患者觉得周身舒适。

处方：枸杞子，菟丝子，肉苁蓉，百合，生栀子，桃仁，当归，党参，枳壳，厚朴，益母草，桑叶等药。

次日患者来笔者处，已不发热，睡眠亦好。

对于本案患者，针刺治疗是很重要的。外关通阳维、内关通阴维。两穴同时针则可通调阴阳，并且外关能散热、内关能清心。加太溪以养肾、太冲以平肝，这样使阳气下潜。针后再服中药治疗，所以效果确切。

内伤邪实发热

《内经》载“精气夺则虚，邪气盛则实”“正气存内，邪不可干”。内伤虚证发热主要在于气阳不足不能卫外，得阴精不足不能守内。邪实亦一样会发热，但邪实多为虚引起。

很多人都知道元气虚之人易受外感，但体虚之人亦一样易生内邪。比如脾虚之人，易生食积；肾阳虚之人易生湿邪；肺气虚之人易悲而耗气生痰饮等。邪积体内会化热，这是邪实发热的主要病机，一切邪实发热，都是积滞化热，如果病邪没有积滞，元气通畅，就不会化热，所以治疗邪实发热的基本方法是疏散病邪。但从临床治疗来看，单一的病邪不多见，反而是数种病邪相合为

多，比如寒湿、湿热、寒湿瘀积、湿热瘀积等，治疗时就要分消，使病邪不相合。分消治疗时要有所侧重，比如患者是因湿阻引起的瘀血，如果见湿证明显，治疗上就以化湿为主，活血化瘀为辅。

治病之要，不外解决正虚和邪实两个问题，邪实在于攻，正虚在于补。病邪留在体内会影响身体功能使人生病，但病邪亦能载气，所以攻邪之时，一定要时时扶补元气。比如肝硬化腹水的患者去医院抽腹水，在抽腹水的同时，人的元气亦随着腹水被抽出。

现在临床上很多中医师见炎症就用清热解毒药，见瘀血就用活血破血药，见水肿就用利水消肿药，导致疾病越治越重，这是因为他们在治病过程中没有正视身体的正气，反伤了人体的元气。

热结发热

热结发热的病因，在于热邪与体内的组织器官、生理产物，或原有的病理产物相结合，形成新的病邪。

最典型的热结发热，莫过于《伤寒杂病论》中的阳明腑实、热入血室、热结膀胱等病证，还有流行病中的乙脑、大叶性肺炎等各种急性炎症。这些疾病都有明显的高热症状，有的会伴随局部疼痛等症状。

热结发热是体内原有的病邪久郁化热，以发热为主要病症。比如大承气汤针对的病证，是人发热后大肠津燥，造成大便干结，干结的大便在体内不断为患，最终形成阳明腑实证，治疗的重点在于攻燥结的大便。有形之邪去，则热结亦得以治疗。所以治疗热结发热，主要在于攻有形之实邪。

病案　某男，25岁，农民，夏天到野外劳作，一日见右小腹疼痛不已，高热39℃。当地卫生院诊为急性阑尾炎，经抗生素治疗热退，疼痛亦止。但此后患者每逢劳累或饮食不当就见发热、阑尾部疼痛。如此反复已六七年，身体越来越虚弱，精神萎靡。

2009年，笔者在金华广播电台“对农广播”做了大量的讲座，于是患者到金华文荣医院找笔者治疗，见患者面色萎黄，神疲无力，患者自诉阑尾处有一个鸡蛋大小的肿块，手按则痛。笔者见患者脉沉细无力，弦涩且数，两尺明显无力。舌淡瘀而胖，水滑样舌苔。时逢患者阑尾炎发作，发热时体温38.5℃，自诉已经在当地卫生院输液三四天，但不知道为什么体温仍不下降。患者脉弦、舌苔水样滑，这是湿邪为患；脉数、体温高是有热；舌瘀、脉涩是有瘀。由此可知患者是湿瘀化热，治疗以分消病邪为主。

处方：生黄芪，苍术，陈皮，皂角刺，桂枝，益母草，生大黄，炮附子，败酱草，大血藤，厚朴，枳壳，当归，茯苓等药。

用药1剂体温就恢复正常，治疗近2个月，阑尾处的肿块消失，身体不再发热。

寒结发热

人受外寒会发热是因为寒邪闭表，使体内的热不能外散而导致发热。而体内有寒结也一样会使人发热。

现在最常见的寒结莫过于女性的宫寒。但身体的寒结病邪，是可以结于身体内任何一个部位的，不仅仅是子宫。比如肢端疼痛的类风湿关节炎，就是寒邪瘀结于肢端。

很多人将寒结的症状形容为怕冷，但如果寒邪仅结于人体某个部位，证明此人气阳并不虚，这样的寒结之证，就不见得会怕冷了。怕冷是因为阳虚，而并非寒结。气阳不虚之人，寒结久了人还是会发热，因为寒结会影响气血畅行，气血郁滞则化热。

病案　某妇，因夏日行经期间洗冷水澡而闭经，人见恶寒发热，自行去药店购买退热药。药后汗出，但月经还是不来。因为无任何不适，故没有在意。但次月月经将来时又见高热，体温高达39℃，服退热西药。此后每来月经都会高热，服退热西药后缓解。如此反复数次，人见体力大减，面色萎暗，满脸色斑。2013年秋，笔者在横店四共委义诊，患者前来求治面部色斑，见患者

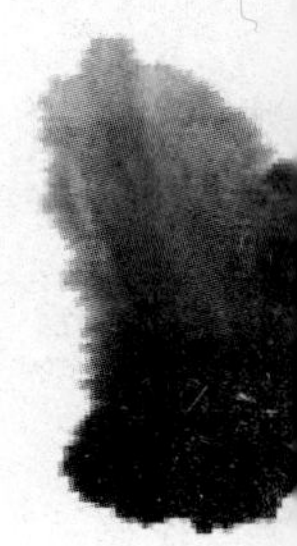

脉象沉迟而弦涩有力，两尺涩象明显，这是下焦寒瘀为患。问诊得知患者排卵期刚过，得以温通固肾为治。

处方：生黄芪，桂枝，党参，炮附子，红花，当归，川芎，菟丝子，苍术，泽泻，陈皮，干姜，皂角刺。

治疗1周，患者来复诊，见面部色斑稍褪，但不是很明显。此时月经将行，是攻邪的最佳时机，于原方再加生大黄、水蛭。嘱患者一直服用到月经周期第3天为止，如见排出瘀滞的血块是正常现象。次周患者三诊，自诉月经期排出大量血块和膜样物甚多。于是根据患者的月经周期进行调理身体，此后患者再无行经前发热。

湿（痰）阻发热

湿痰同源，湿是水气，而痰是脓稠之水。

水、湿、痰都是水，但为什么水阻化热的少见，而湿和痰化热的多见？湿是水气，水得温热才能成为水气，见水阻而化热，必定是有湿。比如水肿病的风水病多见发热，就是因为外感影响了气机的运转和对水液的气化而形成水肿，元气足者患外感病会直接发热，但外邪会直接引起气机不畅，水湿为阴物不能自运，得有气的推动和阳的温煦，水湿才能气化和运转，才能及时的排出体外。受外邪后水湿的气化、运化、输布也不畅，水湿阻滞体内于是形成风水病。所以风水病多见发热和水肿并存。但如果患者本来就是阳虚湿阻，再遇外感，如果是受寒则水湿更严重（比如素来阳气亏虚的尿毒症患者，受寒后会马上加速病情的恶化），但不会化热而见发热的情况，所以发热的前提是人体内有足够的阳气。比如《伤寒杂病论》中的四逆汤证，患者就是阳虚受外寒，只见精神困顿的“脉细弱、但欲寐”的表现，而不会发热。当然一些癌症晚期患者外感生湿会见发热，这样的发热，还有癌毒发热的成分存在，不再是单纯的水湿阻滞发热，治疗上也不太一样。但当一个人阳虚到了极致而见生湿发热，这是内湿逼越身体内最后的阳气，此时患者的病情万分危急，得用大剂真武汤加野山参一搏，同时还得配合温灸小腹来收纳残阳。笔者治疗过数例这样的患者，最终都去世了。所以本文讨论的是病情尚能救治的情况。

体内水湿过重又见发热的内伤杂病（如风水病是由外感引起的，有外感症状区别），主要见低热为主，并且是持续的低热，有的会持续数年之久。这种低热是以烦闷的低热为主要表现，和阴虚发热不同。阴虚发热是以燥热为主，虽见体温不高，但人的烦躁感和湿阻的烦闷感是完全不同的。另外还有舌、脉等体征的表现也不一样。阴虚的舌是干瘦无津（甚至干裂），脉是细数无力。而湿阻的发热，以舌胖苔腻为见症，脉以弦涩浊稍数为主。这些都很好区别。至于口渴、面部潮红、失眠等症状，阴虚发热和湿阻发热都会出现。湿阻则津液输布不利，上焦之阳不能下潜，从而引起上焦之阴被灼伤而见口渴舌裂（但湿阻的舌裂与阴虚不同，阴虚是整体舌面见干，而湿阻则多伴随着腻苔和舌裂）；面部潮红方面，湿阻发热者面部潮红局限于两颧部位，而面部的整体色泽是暗的。所以对于湿阻发热（低热），切不能武断地诊为阴虚发热。阴虚发热的治疗是以地黄、玄参、麦冬等寒凉滋润的药来治疗，而湿阻发热是以燥化渗利来治疗，这是两种完全相反的治疗思路。

血水同源，水湿痰阻的患者，血行必定不畅，所以治疗湿阻化热的患者，一定要加活血化瘀药，否则体内的水湿、痰湿之邪不能运转，便很难化。

痰湿为阴寒之邪，虽见化热，也一样得考虑到气化的根本性问题，千万不能见热治热，一路的寒凉治疗，反更伤阳气。用清热药治疗湿阻发热的效果是暂时性的，不外是用寒凉药把体内的热暂时性地压制，但寒凉药伤人体阳气，气化不利，湿痰反更严重，病情就会反复难愈。很多痛风患者，痛风发作时也多会见发热，但很多人治疗还用寒凉药，这是痛风（湿热毒痹）久不能愈的一个根本原因。

气滞发热

气滞是因为身体内的气机不畅。一切实邪都会引起气机不畅的气滞，单纯因情绪而引起的气机郁滞也很多。

气为血帅，气滞则血瘀，气行则血行。因为气机郁滞会引发很多疾病。气机郁滞最常见的表现是脾胃运化功能下降，生闷气则见胃脘痞胀，胸胁胀痛（女性多见乳房胀痛，因为足阳明胃经直通乳房而过，所以治疗乳房病，一定要健运中焦，而不是乱用理气活血药）。

2010年，笔者接手治疗一例头痛患者。患者是一股民，因股票大跌而郁闷难受，见胃口几无，口干舌燥，头痛如裂，同时并见发热，体温高达39℃。服用非甾体类止痛药后发汗，头痛稍见好转，但体温仍不退。患者找笔者治疗，问知情况后针内关、太冲、中脘、公孙。同时内服小柴胡颗粒2包，体温下降了1.5℃。患者在门诊停留了近3小时，离开时体温已正常。

瘀血发热

气行则血行，但血是气的载体，血瘀则气亦滞。气滞血瘀是一个共同体，所以治疗瘀病不能只活血，还得行气；治疗气滞也一样得注重行血，而不是单纯的理气。

但对于瘀血明显的患者，治疗上还得以攻瘀为主，因为不攻瘀，瘀血久闭，气机是不能行的。对于瘀血内阻的发热，王清任的《医林改错》中有明确的记录，并用血府逐瘀汤治疗。另外《伤寒论》也记录“太阳病不解，热结膀胱，其人如狂，血自下，下者愈。其外不解者，尚未可攻，当先解其外。外解已，但少腹急结者，乃可攻之，宜桃核承气汤”。

从血府逐瘀汤和桃核承气汤两个药方上来看，血府逐瘀汤较缓和，治疗上在于化瘀；而桃核承气汤要猛，在于攻瘀外出。

所以对于治疗瘀血化热的疾病，严重的用攻瘀法，而对化热不严重的则用化瘀法。但病情均是有内热，所以化瘀也好，攻瘀也好，还得加一些性寒的化瘀药或清热药（比如桃核承气汤，处方中的大黄、黄芩、蛴螬、芍药、干地黄、䗪虫等药都是凉性的），如果瘀血化热毒，还得加大剂清热解毒药一起配合治疗。

病案　某男，野外劳作从高处跌下而受伤，到某骨伤科医院治疗。医院用止痛药（西药）和活血化瘀药（中成药）治疗，次日患者见发热，体温高达40℃，见抽搐，医院谓为感染，用抗生素治疗，体温虽稍有下降，但又反复发热，如此治疗3天。转院后又进行了全面检查，检查结果均正常，也认为是伤后感染，继续用抗生素输液治疗，又治疗3天，无寸功。患者家属将笔者找来，见患者面红气促，脉涩数有力。问诊得知大便自伤后一直未通。急针合谷、内庭、大横、天枢，再外用开塞露。大便得通，体温稍有下降，笔者以为大便通畅病就会好。次日患者家属又来找笔者，告知患者的体温还在38℃以上。这是瘀血内结的发热，治疗还得攻瘀。针合谷、血海、太冲、委中。

处方：生大黄，桃仁，厚朴，枳壳，川芎，金银花，地黄，桂枝等药。

其中生大黄用到60克。药后2小时，患者排出黑色溏糊样大便甚多，体温随之下降到正常。后以补气养阴、活血清热收功。

本例患者，笔者初诊见患者1周未大便，以为发热是受伤后的气机郁滞影响大肠失降的化热，治疗仅以通便为治，以为大便通畅就能愈病。次日得知大便通后还在发热，才明确地知道这是瘀血内结的发热，治疗以攻瘀为治。

食积发热

食积是由饮食太过、脾胃自伤而导致。

由于现在人们不重视饮食结构的问题，导致患食积的人越来越多，比如过食水果、冷饮这些生冷之物会影响脾胃的运化。现在很多中医师治病，只有见患者有明显的食积症状，才会在处方中加些许焦三仙之类的化积药，但都没有考虑整体气机失畅的问题，治疗效果自然不理想。

有人见笔者处方中应用苍术、厚朴、焦三仙等药，以为仅是为了化积。其实笔者考虑的是整个中焦的气机运化问题，很多内伤杂病，气机失畅的核心在于中焦脾胃。健运中焦，一是可以化积，二是可以畅达气机的枢纽，并非见明显胃脘饱闷、口吐臭馊气味才能应用运中之药。

中焦为气机升降之枢，一旦积滞，气机就会失畅，如果不疏理中焦，很多病是很难治好的。特别是一些外感病，因为食积的问题，病情很容易反复。

病案1 某女孩，小学四年级，因学校运动会得奖，家长晚上带小孩去吃牛排庆祝。夜里小孩发热，家长以为是白天运动会汗后受风寒感冒，给小孩吃了些非甾体消炎药，但次日体温还没下降，于是带小孩去看医生，医院以抗生素和消炎止痛药治疗，但小孩的体温依旧没有下降。后到金华某名老中医处治疗，但中药治疗2天，发热还是未退。家长经人介绍带小孩到笔者处求治，笔者见小孩舌苔白腻，脉象涩浊，问诊得知小孩胃脘饱胀不适，大便数日未解。此是食积挟外寒为患，治疗得化积解表。

处方：紫苏叶，苍术，厚朴，焦三仙，大黄，党参，生黄芪，当归，黄芩，生栀子等药。

小孩一药而愈。食积是有形之邪，当外感病的无形之邪与内在的有形之邪相合为患时，治疗得内外双解。

病案2 金华某乡下农民，因邻居搬新居摆酒席，饮食过饱，次日见发热，服用退热药无效。笔者时逢去乡下接人，患者知笔者懂医，向笔者询问。笔者得知患者前一天饮食过饱，于是叫他买中成药保和丸、午时茶颗粒，每次服药量按说明书的用量服用，但每2小时服用1次，如此连服3次。数天后得知此人连服3次药，排气后不到10分钟排出大便甚多，体温由是而退。

内伤其他发热

内伤发热有虚有实，虚实是辨证的大纲。虚主要在于五脏精气亏虚，实则是因为病理产物郁结发热。还有些发热不属于外感和内伤，但发热有一定的规律性，虽说还是以虚实来辨，但因其发热的特殊性，所以特别加写一文。

长期发热

长期发热，指的是发热的时间持续数月或数年之久。长期发热，主要见于低热，或持续低热的过程中可能会有体温超过 38℃的情况。

虽有报道认为长期发热是由外寒未解引起（如《医门新录》记载名医高辉远治疗外寒误用寒凉药后，导致寒邪闭结的长期发热;《上海名老中医经验选编》记载名医金寿山治疗外寒失于汗解，导致寒郁化热的长期发热），但外寒长久郁结于体内，形成了错综复杂的病机，治疗时也不再是机械地套用辛温发散药来治疗，而是要针对病邪进行分消，这种长期发热虽因外邪引起，但还要归于内伤。

长期发热多被理解为阴虚发热。人体是一个阴守于内阳固于外的有机整体，阴虚则阳无所依附，所以阳气会外越而见发热，但热势不高，比如有一部分更年期妇女会见持续低热，以养精清热治疗，效果显著。现代中医药大学的《中医诊断学》教材对于长期低热也以阴虚发热为论，所以很多中医一见长期发热就谓为“阴虚发热”，这是很武断的。笔者曾接手一例低热 3 年的肾虚与湿瘀互结的患者，发热之根源在于湿瘀郁结化热，而不是阴虚。2009 年在金华也接手过一例因湿温失治，病邪郁滞三焦而持续发热半年的患者。2014 年治疗一例因压疮而持续低热 5 年的老人。这些情况，都是因邪实引起的发热。所以对于持续低热的患者，治疗时切不能机械的辨为阴虚发热。

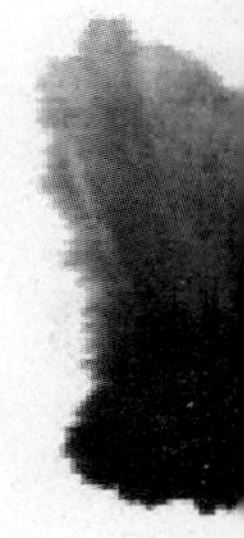

阴虚则燥，阴虚发热的患者，必定同时并见脉细数无力、心烦、脾气急、大便干结、白带少等阴精亏虚的症状。长期低热不一定是阴虚，诊治时一定要四诊合参，时时考虑邪实的问题。

对于错综复杂的疾病，有的中医提出“抓主证”的辨证思路，可是很多学者不理会，误以为“抓主证”为“抓主症”。中医学的证是病情的证结，指核心病机。而症指症状，是疾病的外在表现。一见长期低热就诊为阴虚，不去考虑邪实的问题，是治不好长期发热患者的。

定时发热

定时发热，指在固定的时间发热。最早论述定时发热的《伤寒杂病论》讲到傍晚太阳下山时的发热，此为湿热阻滞阳明的发热。年、月、日、时都是时间，比如有些人在每年最热的季节发热；有的人在每个月的固定几天发热（与月亮的盈亏有关）；育龄女性还会根据月经周期的变化而发热（见某个月经期而发热，但这需专篇论述，因为女性的月经周期有别于男性）。

要辨定时发热，首要在于辨别阴阳的变动。定时发热的辨阴阳，有标和本两方面，标是病邪所化之热为阳；本是阳亢而知阴虚。所以辨别定时发热，一是辨阴阳的亏损失衡，二是辨邪实的化热问题。但从总体上来说，定时发热要集中在阳气偏旺的时间段，这是以邪实为主；定时发热主要集中在阴气偏旺的时间段，这是以正虚为主。比如《伤寒杂病论》中所说到的太阳下山时的发热，这时是阳极但阴气刚生之时，主要还是以阳旺为主；女性在排卵期发热、月经前发热，全是阳气偏旺之时，但主要是邪实引起，比如女性月经干净时的发热，这是精血亏虚的发热（妇科有专门章节来论述）。

病案 某男，近十年，每逢小暑到立秋期间，见发热，身体困重无力。医院检查结果显示一切正常，西医诊为自主神经紊乱，吃了些药也没有效果。中医诊为疰夏，用补气养阴药治疗无寸功。

金华当地人，对于夏天见人神疲无力的情况会吃大剂量的仙鹤草（仙鹤草，金华当地人称为脱力王，夏天时山区里的农民都会用仙鹤草煮水，以起保健效果），本患也吃了很多仙鹤草，同样没有效果。2010 年 5 月上旬，天气开始转热，患者又见困乏无力、体温低热（37.5℃），当地诊所诊为中暑，服用藿香正气水后，精神稍见好转，但第二天又依然如故。过了半个月，连绵阴雨，患者只能躺在床上，并见低热，多年如此也习以为常。此时笔者去他们村里挖笋，有村民得知笔者是一名中医，于是叫笔者为此患者诊治。此患者脉象虚大而浊，舌淡苔白腻。此为气虚湿阻，治疗得补气运中，分消湿瘀。

处方：生黄芪，苍术，陈皮，益母草，黄芩，干姜，姜半夏，苏叶，菟丝子，炮附子，当归，泽泻，桂枝，石菖蒲，滑石等药。

服用 1 剂病情明显好转，体温也恢复正常。连服 15 剂，一直到立秋也没见发热。

小暑到立秋是一年最热之时，天气越热。人体内的阳气就越外浮，体内的阴气就越重。现在生活条件好了，人们喜欢饮冰啤酒，于是体内的阴气就越来越重。本患在一年最热之时发热，是内阴拒阳，治疗得消散体内的阴邪才能引阳入阴，让阳有所潜。补气养阴药是甘凉之药，只会使体内的阴气更盛，阳气更外拒，因此无效。单一的一味偏方治病，这是针对病机简单的病情，像此患者的病情哪是一味仙鹤草所能治的？笔者以补气固肾为本，温化阴寒之邪为标来治疗，所以一药而效。

本患原来是从小暑才开始发热，但此次从五月初就开始发热，说明病情加重，阳气开始外越就见内在的阴邪发作，这是气阳不足的表现，所以治疗的核心在于温补气阳。针对病邪分消，使人的阴阳两气能更顺应于自然的阴阳变动。所以时间性的发热，主要在于阴阳不能相接应，这是核心病机，治疗得顺应这一规律。

往来寒热

往来寒热，指的是一阵发热，一阵发寒。如疟疾、体虚外感化热（小柴胡汤就是针对体虚外感化热的治疗）、更年期综合征等，都会出现往来寒热的表现。

对于往来寒热的情况，前人主要论述外感病，最典型的就是《伤寒论》中的少阳证。《伤寒论》的注家很多，笔者看过五十多家的注解，对于往来寒热的理解，主要集中于“正邪交争”。但这样的理解是不准确的，如果仅是正邪交争，那么更年期的往来寒热又怎样理解呢？更年期的往来寒热可不是因外感引起的，所以用正邪交争来理解是说不通的。

想要理解往来寒热，还得从小柴胡汤开始。《伤寒论》是一本辨证论治的半成品，主要记录疾病的症状和处方，对于病理医理论述得较少。所以研究《伤寒论》得从中药的角度去理解病机。少阳病中的小柴胡汤和几个泻心汤，组方的主要模式是用药上的攻补、寒热错杂。从小柴胡汤的用药上来看，整个处方主要在于以补气运中为核心，另外《伤寒论》也明确地提到小柴胡汤的煎药方式是，先将药汁煎出，将药渣去掉后再浓缩。我们知道，治疗外感病要应用解表药，煎药的时间不能久，久煎会使药失去解表（散邪）的作用，但小柴胡汤为什么要久煎呢？小柴胡汤久煎是为了使药入里，因为病机主要以内虚为主（将小柴胡汤和半夏泻心汤等，整个少阳病中的处方进行一次比较，才能真正明白往来寒热的问题。叶天士对小柴胡汤和半夏泻心汤等处方的分析总结于“辛开苦降”，所以才要久煎，这是叶天士针对邪实的总结）。

另外，我们再从更年期的往来寒热来分析病机，这可不是外感病，也不是什么邪正交争。但为什么会见往来寒热呢？又为什么有些更年期妇女不会见往来寒热呢？笔者从临床治疗上来总结，往来寒热的更年期妇女，脉诊主要见弦涩偏数，舌尖边都见偏红。舌淡脉沉的更年期妇女，主要见怕冷；而见舌红脉数明显者，则见情绪亢奋、失眠、发热等，并见脉细涩而数。

笔者从更年期往来寒热来看《伤寒论》的少阳病篇，得出核心病机不是正邪交争，而是正气亏虚、邪郁化热。

病案 某男，18岁，因高考压力大，见往来寒热，发热严重时体温高达39℃。西医用消炎止痛药治疗，患者汗出后见寒更重，热不退；又诊为自主神经功能紊乱，用谷维素等治疗无效。中医用小柴胡、泻心汤治疗无寸功。2010年4月末，来笔者处治疗，见患者脸上痤疮很多，有的见脓头；舌红苔腻，舌尖芒刺；脉沉细弦数而偏涩。细问，得知平时大便干结不畅，三四天排一次大便；夜里多梦，易醒，醒后不能入睡。心悸、心烦、胃脘胀满。

此患的表现符合郁证，即情绪过于紧张，平时压力过大造成的心理疾病。压力过大常会造成几种情绪上的问题，一是思，一是恐。思则气结，恐则气泄。一个人长期处于忧思恐惧的环境中，势必会引起脾胃的运化功能下降，从而造成人的能量纳入不足。并且还会形成气机失畅（思则气结，气滞则血瘀）。诊为：脾肾两虚、痰瘀化热。

处方：党参，苍术，当归，川芎，百合，焦三仙，大黄，桃仁，菟丝子，肉苁蓉，姜半夏，丹参等药。

服药一剂见效，次日不再发热，且睡眠状况好，人也不再焦虑。

本案患者是因情绪引起的往来寒热，思则气结不能行，于是中焦失运，气机上下升降的枢纽不能畅行，上焦之热不能下潜，从而造成上焦之热只有向外发散才能得解，上焦之热郁结到一定程度而冲开毛孔，就见发热汗出；热散之后，因体表失去了体内阳明气的温煦，又见怕冷。这就造成了往来寒热的症状。所以往来寒热的核心病机是：三焦不和，中焦失运，邪积化热。治疗在于三焦并调，引火归元。小柴胡汤等少阳病篇所治疗的，主要是针对下元亏虚不严重的患者，只治上中两焦，郁热得散，中焦得运，阳气自归潜下焦，因此能治。而小柴胡汤对于治疗更年期的往来寒热大多无效果，主要在于更年期的患者，核心根本在于下

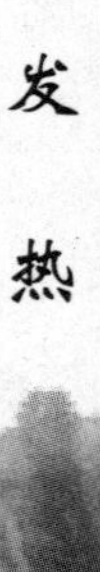

元亏虚，只治中上两焦，不能引火归元，因此小柴胡汤治疗更年期无效。

术后发热

术后发热，指的是手术后的发热。

手术后感染发热，以抗生素治疗，效果理想。但有些患者属于功能性发热，经抗生素治疗无效，去医院检查一切正常（当年笔者父亲就属于此种发热）。

本文所论述的手术后发热，针对的不是感染发热，而是手术后引起的功能性发热。中医学对此有很详细的理论。

手术要考虑两方面问题，一是虚，二是瘀。手术必定会出血，所以治疗术后患者，一定要考虑到手术出血造成的气血亏虚，治疗上一定要补养气血；出血必定会留瘀，所以针对手术后的病情，一定要考虑到瘀血内阻的情况。针对手术后的一切疾病，都要从虚和瘀来论治。至于说到感染问题，现在的医院治疗很方便，但对于气血亏虚引发的功能性疾病，西医却没有什么办法。

术后发热也要考虑两方面的问题，一是虚，这种虚不是单纯的气虚、血虚、阴虚、阳虚这么简单，而是气血阴阳均虚。二是，邪实方面，主要在于血瘀（气为血之帅，但要反过来想，“血为气之母”，血瘀则气亦滞。对于因瘀血造成的气机不畅在于活血以运气，血行则气行。因此，不能机械地认为气行则血行了。比如肝硬化腹水、慢性肾炎水肿等疾病，治疗时必用理气药，但不是重点，因为这是血瘀气滞，所以治疗重点在于行血，不在理气），所以治疗手术后发热的治疗大法，主要是补虚活血。

术后患者，不是单纯的补养某一方面就行，而是要对气血阴阳进行有针对性的调整补养。因为每个人的体质不同，原来固有的疾病也不同。比如某女，素来体胖患高血压病，属于脾虚湿阻，手术过程中出血会使一些湿邪随血而去，这就要考虑到元气亏虚无力气化的问题，治疗上以运脾补肾为核心；如果是一个形体干瘦的精亏患者，手术后出血，则精血更加亏虚，治疗的重点在于固肾养精。因此，对于手术后的补虚，不能机械的泥于某一味药。

癌性发热

癌性发热是癌症晚期常见症状。癌性发热的病机较复杂，有虚、有瘀、有热毒（癌性发热不同于外感，不同于癌症患者的术后发热，也不同于其他的发热，而是癌症晚期特有的一种发热）。

癌症是一种慢性消耗性疾病，一切癌症都是虚证。但癌症的局部是瘀血气滞的大实之证，所以癌症发热，是元气大亏、局部大实的表现，也说明了疾病的严重性。因为大实要大攻，大虚要大补。大攻则元气不支，大补则热更甚。但患者总体还是以虚为主，所以治疗癌症一定要以扶养元气为根本。

晚期癌症患者，元气面临溃败，需大补。如果不大补，元气不固，则阳气不断的外散，患者将速死；癌症到了晚期发热的程度，说明病邪大实，要攻邪就得猛攻，没有大补的前提下猛攻，这是致命的治疗，因为攻病必定会伤正气。所以用猛攻治疗癌症发热，必定是以大补为前提。笔者曾治疗一例乳腺癌手术化疗，3年后，病情复发的患者，此患者并见水气凌心的危重症，笔者用野山参为患者续命，在此基础上再猛攻，最后患者得活。

现在治疗癌症发热，主要套用“补气养阴＋清热解毒＋抗癌药”的思路，笔者很少见到通过此思路治好的患者，用此方法治疗只会使病情加重。

补益法常用于治疗气阴两虚的癌症发热，但不是一切癌症发热的患者都是气阴两虚，也有很多因阳气大亏到溃散的边缘，使气机不固而造成虚阳外越的患者，特别见于癌症并见心力衰竭的患者，更是有明显的肾阳溃败，这属于气阳不固，治疗得以大剂参附汤为核心，若以补气养阴来治疗，只会使患者速死。

病案 2017年正月，某乳腺癌晚期发热患者，整个乳房溃烂，面色萎黄，癌症局部疼痛，身体发热（体温 38 ～ 39℃），脉见浮大无力而数，舌淡胖偏暗，但又有好几个火红的芒刺。这是气阳两虚、瘀毒盛行的病机。治疗当以补气固涩、清透瘀毒为主。这样治疗笔者不能保证把疾病治好，但可减轻患者的痛苦。

处方：生黄芪，仙鹤草，蒲公英，郁金，丹参，益母草，麦冬，苍术，厚朴，菟丝子，巴戟天，生石膏，苏叶等药。

患者治疗 1 周复诊时，体温已正常，乳房疼痛明显缓解。又治疗 5 天，未再复诊。后听患者家属说，患者到东阳一位九十多岁的老中医处治疗，但没想到病情马上反复，治疗 1 个月又变为原来的病情。

笔者治过很多癌症晚期发热的患者，效果还算好。于是总结出，邪实是因热毒瘀滞，治疗在于活血清热。但气阳两虚不固元气的情况也很多，因此针对癌症晚期发热的治疗，切不能泥于补气养阴的扶正之法，而要根据实际的临床症状来有针对性的治疗。

妇科发热

育龄女性的月经周期变化，是一个阴阳消长转化的过程。行经期间阳极转阴。在没有怀孕，身体正常的情况下子宫内膜要脱落，如果人体的阳气不足，就会形成子宫内膜不能一次性完整脱落，从而见月经量少但淋漓难尽的经期延长或漏血证；如果阳气更虚，则见子宫内膜不能脱落的子宫内膜增生症，其主要原因都是因为气阳两虚无力使子宫内膜脱落造成子宫局部气滞血瘀，治疗得以温阳活血为本，月经期间更要加大活血化瘀药（或可配合针灸）促进外排。

月经期是泄邪的最佳时机。常见很多中医师治疗妇科见瘀血的疾病，平时乱用三棱、莪术等一类破血药来消瘀血，而月经期间则不敢治疗。要知活血化瘀药药效越强，对耗气伤血的副作用就越大。长期服用活血破血药，使阴血更燥。血燥伤则无力依附气，从而造成气血两虚。去年网络流传服用三七粉可调养气血，于是很多人就去买来三七研细粉乱吃，有位妇女因为吃三七，燥血伤血，导致停经数月。也有一位男性患者因过服三七而见烦躁彻夜不眠。所以不能轻信网络上的消息。而妇科见瘀血闭阻的疾病，也不能纯用活血化瘀药，否则反使精血耗损，人体无血可养会形成新的疾病。

月经干净后，子宫内气血相对亏虚，子宫内膜又开始一个新的周期慢慢地增长，此期间是阴长期，有足够的精血来涵养子宫，才能孕育新生命。所以治疗上更不能过燥，一用燥药则精血更亏，子宫更不能涵养。

排卵期是阴极转阳的过程，排卵过后，女性的基础体温会轻微升高，这是阳长期，如果阳气不足，则子宫内膜不能溶化，又会影响月经的外排。排卵期和行经期一样，会见很多疾病的发生，比如排卵期出血、排卵期发热等疾病。

上述是育龄女性月经周期性变化，可惜现在大部分中医师，一见月经提前，就谓为血热，起手就用生地黄、玄参等凉血养阴药；见月经推后，就谓是血寒，起手就用干姜、肉桂（附子一药正规医院的中医师不太敢用，且技术水平稍高的民间中医也不敢乱用，反而一些对中医一知半解的人会乱用，因此网络上报道某名中医师用附子效果好，这些多是虚的，敢大剂量应用附子之人，一种是不精通中医的人，一种是技术一流的大家。一般的中医师还是多用干姜、肉桂等温阳药）来温阳。这样机械的治疗，主要在于此医师还没有弄明白女性月经周期阴阳变动的内容。

经后发热

月经期是一个除旧的过程，是将体内不好的生理产物外排，从而促进下一次月经周期更好的生血。但气是无形的，在体内得依附于有形之物，月经下泄，同时也在伤气，所以很多女性月经期会见神疲无力、气短等症状，这就是气随经泄引起的。另外，排经时人体气机向下行，对于素来气虚之人，行经时气机更不能有力的升发，于是造成气虚不能卫外，人就会易受外感。民间所说的“月经期间不能洗头、不能洗澡、不能着凉、不能吃冰冷食物”，这些禁忌还是有一定道理的。

经后发热有气虚不固使虚阳外浮之因，又有精血亏虚无力敛气之因。所以治疗月经干净后的发热，在于补气养阴、潜阳调气。

病案　某女，每逢月经干净后就见体温升高到38.5℃左右，人见极度疲乏，一点力气也没有，不得不卧床休息，去医院检查，一切正常。中医治以凉血养阴，患者经中医治疗后更见神疲，需1周左右才会慢慢缓解，每月如此，已近2年。2013年秋天，患者到横店四共委找笔者治疗，见患者脉象细数而偏浮，舌淡。细问之，得知此病为患者流产后失养导致。此时患者月经干净1周左右，精力稍见好转才来找笔者治疗，虽说患者气机下陷，但切不能用补中益气汤的思路治疗，因为下元亏虚之人，治以升提气机，反而动摇了下元肾气根本。此时值卵泡期（阴长期），治疗上得以平补阴阳，稍稍升提以对抗秋气的肃杀。

处方：生黄芪，党参，枸杞子，菟丝子，杜仲，狗脊，巴戟天，陈皮，半夏，当归，益母草，桑叶。

此方出入治疗近半个月，患者精力明显好转，嘱患者见月经来临，处方中加大生黄芪的剂量，每天用量达100克，量少无效（黄芪一药，量少则升，量重则充于三焦，举起身体之大气。举气与升气不同。举是向上推，升是向上拉。与汽车发动机的前置和后置一样，前置发动机是前面两个轮子拉着整个车子前进；后置发动机则是后面两个轮子推着车子前进）。重用生黄芪后，患者不见经后发热，治疗月余一切均安，直到笔者离开横店这三四年里，患者未见经后发热。

排卵期发热

排卵期是阴向阳转变的时期，如果阴重则阳不足，排卵时间就会向后推；如果阳重则阴不足，排卵时间会向前移，并且多见发热（体温较平时明显增高，有的可达 38℃）。另外瘀血阻滞也会化热，瘀热和基础体温上升相结合，则见明显的体温升高。所以对于排卵期的发热，主要以精血亏虚和瘀血化热为主要见证。治疗上以平调阴阳、活血清透为主。

病案 某妇，与爱人吵架见胸胀胃痞，身体烦热。于是找闺蜜吃饭以解忧。因心情烦乱，多喝了几杯酒后，见体温升高（38.5℃），夜里彻夜不眠，次日到医院诊治，医生诊断为感冒，给予消炎退热药服用，药后出一身大汗，但胃痞更严重，并见大便不畅，大便干结，四五日一次，口渴。于是去看中医，中医诊为阴血亏虚不能润肠，于是用了大剂养阴清热药治疗，没想到病情更加严重，每逢排卵期就见发热。2010 年一次饭局上偶遇笔者，经介绍知笔者懂医，于是叫笔者开个处方试试。见患者舌胖淡、苔滑腻，脉沉弦浊，这是痰湿内阻的表现。大便干结、口干渴，是因为湿邪闭阻气机，使津液不能正常输布，发热也是因为湿阻化热，治疗以运中化湿为主。

处方：苏叶，藿香，苍术，姜半夏，黄芩，滑石，党参，菟丝子，厚朴，陈皮，生薏苡仁，巴戟天，益母草，川芎，郁金等药。

10 天后患者前来复诊，自诉服药 1 剂就见诸症大减，三五天药吃下来，一切安好，来复诊是想巩固一下。

治疗排卵期发热，要考虑邪实的问题，体内有形之邪阻滞会化热，不能见发热就武断的诊为阴虚。

黄体期发热

黄体期是阳长期，常态下，排卵后女性的体温会上升（但不会发热）。但患者如果阴虚阳亢或有实邪郁滞化热，则黄体期会见体温明显上升，严重时体温会升高到 38 ～ 39℃。

病案 某妇，杭州人，39 岁。素体偏瘦，畏寒，十年前医院诊断为风湿性心脏病，平时心性不安、易醒、夜尿频、腰酸无力。一次外感后见高热不退，住院十余天体温才下降，但此后排卵期一过，人就见发热，严重时见体温上升到 39℃。中医治以金银花、连翘、板蓝根、地黄、白芍、麦冬等清热解毒药和养阴药。治疗近 2 年，效果平平。2014 年春天，笔者义诊时，患者抱着试试看的心态前来诊治。见患者形瘦颧红，脉细数无力而偏沉，两尺极虚几无，舌偏胖，舌尖偏红，苔白腻。此患者极易误诊为阴虚证，但脉象上的两尺无力，春天阳气升发而见沉脉，这是阳虚不足的表现，舌象上也是见阳虚湿阻为患。笔者治以温润化湿，而不再用清热养阴药治疗。时逢月经干净后三四天，处于阴长期。

处方：菟丝子，枸杞子，巴戟天，泽泻，桑螵蛸，苍术，藿香，陈皮，厚朴，石菖蒲，党参，金银花，当归，葛根，川芎等药。

治疗近 20 天，笔者去杭州看女儿，顺便为患者诊治，见患者颧红退了不少，原来的一些黄褐斑也褪了大半，夜里能眠，形体也见丰满。患者自诉体重增加了 2 千克，黄体期也未再见发热的情况。

阴生阳化，孤阴不长，孤阳不生。见面瘦颧红不一定是阴虚，也有阳虚不能化阴的情况，治疗得平调阴阳，而不是纯阴为治。本案患者就是阳虚有湿形成湿阻为患，气机不畅，从而使精血不能化。笔者以温润化湿为治疗核心，稍稍清透上焦郁结之热，使阳气得潜而能用。

经前发热

经前期是指月经将来之前的三五天，此时为女性月经周期中阳气最旺的时期，如精血亏虚或热邪的患者，会见明显的心烦失眠、乳房胀痛、小腹胀等症状；如果阳气过亢或热邪太过，则会见发热。治疗上在于活血化瘀、清泄郁热。

病案 某妇，素有乳房小叶增生、子宫肌瘤等疾病，来月经前见乳房疼痛不已，胸罩不能用，连碰到衣服都疼痛不已。心烦失眠、小便赤黄、腰酸腿软、发热（体温38.5℃左右）。中医治以香附、柴胡、莪术、川芎等理气破血药，开始治疗时疼痛稍见好转，但近半年来越治越重。一次患者带孩子来治疗感冒，见笔者正在煎药，于是问笔者能否治疗她的疾病，笔者给对方画了一个太极图来说明女性阴阳两气变动的规律问题，及平时的注意事项，患者见笔者讲得在理，于是让笔者治疗。见患者脉象滑数有力，两寸强，两尺弱，这是下元亏虚的表现，月经将来，阳气过亢，下元亏虚无力涵养造成。见患者舌尖红有芒刺，舌根苔厚腻。问之知月经将来。

处方：红花，当归，泽泻，木通，怀牛膝，菟丝子，巴戟天，炮附子，党参，麦冬，百合，益母草，陈皮，郁金等药。

服药1剂患者来月经，嘱患者月经期间不停药，每袋中药里再加2小包新生化颗粒服用。患者排出瘀滞物甚多，又治疗半个月，此后一切安好。

经期发热

经期经水下泄，气机向下降。经期和经后期不同，月经干净了是血海空虚无物可养，而行经期刚好处于一个除旧的阶段。若患者阳气过亢，则见月经来前发热，月经下泄则热退；若阳气不足则以经期人体怕冷、无力等症状为主。经期发热的病机主要为体内瘀滞太过，阳气不足不能化，月经下泄之时，病邪隔阳，使阳气下潜的通路阻塞，从而形成了月经期间发热。此种发热，主要以邪实化热为患，治疗得攻邪，使邪随月经外排，月经干净后再进行扶正补养，此乃正治。

病案 某女，32岁，慢性肾炎，形体偏胖，面色淡暗，舌胖舌边齿痕，苔黄腻。平时痛经，月经血块量多，怕冷、发热（有时体温可高达39℃）。曾找中医治疗，治以清热药后，病情加重。笔者见患者脉沉弦涩、两尺无力，此为肾阳亏虚无力气化。慢性肾炎不外是肾脏瘀阻为患，中医的瘀阻，其实就是西医的微循环障碍，治疗慢性肾炎的核心在于缓解肾脏的瘀阻。该患者痛经，并见发热，这是湿瘀互结的化热，治疗在于通泄。

处方：泽泻，茯苓，苍术，厚朴，陈皮，炮附子，干姜，生黄芪，益母草，地龙，水蛭，当归，菟丝子，覆盆子，苏叶等药。

患者药后1日内大便四五次，月经期排出大量的瘀滞物后，体温恢复正常。先后治疗近8个月，患者一切安好，尿蛋白等指标也正常。

产后发热

产后患者多虚且有瘀。产后发热的病机与手术后发热的病机相同，但其他手术后的患者可以静养，而产后妇女还要哺乳，所以从基本病机上来看，产后发热与手术后发热是一样的，但产后之人为了孩子的喂养问题，打破了原来的生活习惯，易造成体虚后的烦劳太过。很多产后抑郁症的患者，就是因为产后身体元气大亏，加上原有生活规律被打乱，才会导致产后抑郁。

所以治疗产后发热的患者（中医治疗产后发热的患者，多已排除感染因素），除了补虚化瘀外，还得解郁清心。

病案 某妇，产后2个月，患产后抑郁症，时而神志亢奋，时而情绪低落，独自哭泣。丈夫代诉“产后第3天，高热，妇幼保健院诊断为感染，用抗生素治疗，体温正常。出院后不到十天，妻子神情恍惚，时不时地抱着孩子喃喃自语，体温时高时低，体温最高为39℃，并见出汗。到医院就诊，诊断为产后抑郁症，西药治疗近2个月”。患者因为肝功能的问题不得不停止西药治疗，特寻求中医治疗。见患者眼神呆滞，自言自语。脉细涩数而无力，脉象时快时慢。大便干结，五六天排便一次，恶露未净。此为败血攻心，治疗当以大补元气为主，攻泄败血为辅。

处方：红花，牛膝，桃仁，杏仁，当归，肉苁蓉，生大黄，生黄芪，泽泻，荆芥，益母草，陈皮，瓜蒌。

这是一个润通的处方，生大黄的用量与生黄芪的用量比例为1 ∶ 10。中药治病在于药量的变化，对于此类患者，通下不能伤元，扶正不能敛邪。

患者药后见大便通畅，诸症随之而减，入睡则不易醒。家属急来询问，笔者嘱患者多休息，过久的劳烦，元气大耗，需增加睡眠。治疗1周，患者来复诊，见患者神志清醒，体温正常，精神亦大见好转。

怕 冷

怕冷，中医学称为恶寒、畏寒。恶是厌恶之意，畏是畏惧，指人厌恶或畏惧寒邪。本文使用通俗的“怕冷”是为了方便读者理解。

从中医学的角度来讲，恶寒和畏寒是不同的。恶寒是全身性的，而畏寒有全身性和局部性之分。另外，恶寒和畏寒所针对的疾病也有不同的区别，恶寒多指外感病（比如受寒邪引起的伤寒外感，见恶寒、发热、脉浮紧等）。先贤说“有一分恶寒就有一分外感”，是将恶寒看成外感病的一个重要症状。畏寒则是见于内伤杂病所引起的症状，内伤杂病有虚有实，虚是阳气不足，实则是气血不通。

恶寒和畏寒的持续时间也有所差异，畏寒的持续时间比恶寒要长。外感病来得急去得也快，汗出而散，外感病邪一解，恶寒的症状就会消失；而内伤病则是一个较长久的积累过程，治疗时不可能做到药到病除（这也要看病程的新久，比如生闷气引起的气机不畅而见畏寒，吃点疏肝理气的药，气机一通，畏寒也就消失，但从总体上来看，畏寒的病程相对要长）。

对于恶寒的治疗，在于散外邪。

肺主表，主一身之气，主宣肃。人受外邪，肺先受之，比如麻黄汤证，不外是因为人受寒（着凉），肺气不利，体内的阳气不能向外输布，这才见人恶寒，气机郁于内不能外散，于是见发热，所以用发汗的方式治疗，使阳气向外输布（我们从麻黄汤的用药上来看，麻黄和杏仁都是肺药，治疗重点在于宣通肺气）。

畏寒则分虚实，有人会问“恶寒是否也分虚实”从临床上来看，恶寒也分虚实，比如桂枝汤证中的恶风，指的也是恶寒。因为患者出汗时，身体内的热能向外发散，风吹来会使人体表的温度下降，所以也是恶寒。桂枝汤针对的是虚证，从用药上来看，芍药、炙甘草、大枣是酸甘养阴；桂枝、生姜、大枣、炙甘草是辛甘养阳。因为患者出汗，津液丢失，所以要养营阴；又因为患者阳虚不固，所以要养阳。由于病情是外邪引起，所以养阳药用生姜、桂枝以散邪，而不用干姜之类养内阳的药。但恶寒症状的出现，总是因为外邪，因此恶寒虽说有虚有实，治疗上还是在于发散实邪。

畏寒的治疗，要从《伤寒杂病论》中的四逆汤和四逆散所针对一虚一实的两个病机上来延伸演绎。逆，是不顺的意思。清阳走四肢，所以四肢才温暖。阳气不足或阳气阻滞不能外达于四肢，才见四肢冰冷，所以逆冷其实是畏寒。逆冷并非单纯指四肢不温，患者还会自觉全身性的怕冷。所以千万不能机械的泥于“四肢不温”（当然，临床上也有见单纯四肢不温者，但这并不是逆冷，而是局部畏寒）。

四逆汤由附子、干姜、炙甘草三药组成，主要在于回阳救逆；四逆散由芍药、炙甘草、柴胡、枳实组成，主要在于疏肝理气。

对于四逆汤的“回阳救逆”，回阳和温阳是不同的。回阳指的是使阳气快速恢复，而温阳则是用温和的治疗方法，缓慢的补充阳气。所以回阳救逆，主要用于阳气大亏，要快速恢复阳气，并且使阳气外向通，所以四逆汤中以走而不守的附子为主药，以守而不走的干姜为辅助。而温阳则用于阳气亏虚，但还没有急到要快速恢复阳气的患者，所以治疗上就没有必要如此急切，用药上也只是用些温和的药。

对于这个问题，有人会问：“同样是恢复阳气，治疗轻度阳虚的患者也可以用附子、干姜吗？”可以用，但对于补充阳气的问题，一定要考虑到阴的一面。人是一个阴守于内，阳固于外的有机整体，如果没有阴，阳气就没有地方依附，所以四逆汤中重用炙甘草，目的就是为了敛住阳气，如果单纯地用干姜和附子两味温热药，少了炙甘草的养阴方面，就不是四逆汤了。比如《伤寒杂病论》中的白通汤，就是四逆汤去炙甘草的守，而用葱白的发散，以使阳气快速地向外走。但这些药方，都是用于急症的应急治疗，而不用于常规阳虚患者温补阳气。所以四逆汤这类处方只能暂用而不能久用。因为孤阴不长，独阳不生，过用燥药恢复阳气，是会耗阴的，阴气一耗，阳气无以依附，一样也充实不了阳气。

药食治病养体，五味之能不同，甘主补，咸收敛，辛通行。虚证是不足之证，不足在于补养，所以要补还得以甘味为主体，而不是以辛味为主体，这是有本质区别的。所以笔者针对阳气虚弱的治疗，师四逆汤之意，而不泥四逆汤之药。

江南多温，炙甘草是用蜂蜜炮制的，易使人生内湿，所以笔者以生黄芪（或党参）代替炙甘草，因为生黄芪的补气力度大大地超过了炙甘草，并且无炙甘草生湿之弊，虽说党参是润药，但党参是润而不腻，和炙甘草大不一样，并且党参的补益力也大大地超过炙甘草。

对于附子、干姜的应用，主要用于脉象沉弱明显、怕冷（天气稍一转凉就要加厚衣服）的患者。组方上也是以大剂生黄芪为主药，附子、干姜为辅药。对于党参的应用，要根据患者的脉象沉细程度，如果患者只见沉脉不见细脉则只用生黄芪；沉而细弱的脉，则将生黄芪、党参合用于附子、干姜之中。黄芪和党参虽说都是补气药，但针对的病情不同。党参润而能养，黄芪质疏而能使气充于三焦。笔者将医院血常规等有关化验单的数据与对应的中医用药做了些分析和总结，比如白细胞数量低，用黄芪为好，用党参的效果不明显；血红蛋白的数量偏低，则党参的效果优于黄芪，单纯用黄芪效果不明显，如果气虚表现明显的话，单纯用党参效果也不好，而是要将党参和黄芪合用效果才好。

对于阳气偏虚、畏寒等阳气亏虚表现不是很明显，且并见精血肾气亦亏虚的患者。笔者多不用附子、干姜，而是用巴戟天、补骨脂、肉苁蓉这些温而不燥的药。而用生黄芪（看情况是否与党参并用，如果见细脉，需并用党参）、巴戟天（如果患者大肠失润则用肉苁蓉，肾气不固用补骨脂，根据具体的临床表现，有时笔者也会并用）、菟丝子、枸杞子（枸杞子的应用指征是脉细舌苔不厚，因为枸杞子偏滋腻，见舌苔厚则不用，得使湿邪化了才能应用枸杞子）。学中医不能死记硬背什么方套治什么病，因为临床上的疾病千变万化，天气变化、空气温湿度变化都会直接影响疾病的治疗效果。所以学中医，在于学其方法，而不是死背方药。

病案1　李某，女，36岁，义乌人，流产后失养，见神疲乏力、四肢不温、天气稍降温则严重怕冷。某中医用四逆汤治疗，则见白带黄而臭，小腹坠胀、腰酸冷不耐劳、心烦失眠、口苦脘痞。这是因为泥于四逆汤治疗，要知阳气虚则气化不利，阳虚患者多挟湿。见阳虚只温阳不去审有无实邪，一用温热药则使药热和体内的实邪化热。本案患者就是因为体内湿邪没化，误用温热药，反而形成了湿热之邪内阻，使病情变得更复杂。2014年夏天患者找笔者治疗，见脉象沉涩浊，两尺无力，舌苔厚腻而稍黄，人见怕冷，吹空调则鼻塞背冷。因为邪实，治疗当以分消湿、瘀、热为主，辅以补阳运中。

处方：泽泻，土茯苓，益母草，败酱草，红藤，金钱草，生黄芪，厚朴，苍术，紫苏叶，狗脊，肉桂。

治疗1周，诸症大减，舌苔亦退，此时治疗上得转变为以运中补阳为主，辅以分消实邪。原处方上将消邪之药的量减半，去肉桂，加巴戟天、菟丝子等药，又治疗1周，患者精神大见好转，不再畏寒。

病案2　某男，18岁，面临高考，见形寒怕冷，四肢不温，心烦失眠，大便溏结不一，有时1天数次大便，有时数天1次大便，稍一紧张则尿频。到医院检查，一切正常。中医谓为焦虑症，用桂枝加龙骨牡蛎汤加味治疗，患者怕冷的情况更加严重。后又换小柴胡汤治疗，亦无寸功。2013年4月，于笔者处求治，见患者面暗神疲，脉象沉细涩而数，这是精亏气郁，治疗得以养精解郁为要。

处方：川芎，当归，生麦芽，生黄芪，党参，菟丝子，枸杞子，桑叶，菊花，苍术，厚朴，姜半夏等药。

患者来诊时笔者还当场给患者针内关、足三里、太冲，内关平补平泻，留针0.5小时；足三里、太冲用泻法。1周后复诊，家属告知患者当天夜里能安然入睡，次日形寒怕冷、四肢不温等症状一扫而无。因为要参加高考，所以需巩固治疗。

病案3 某男，43岁，农民。立秋期间因家里盖房子导致左臂受伤，到某骨伤科医院治疗，用石膏固定。深秋时觉得伤已基本痊愈而去此医院取了石膏绷带，此后见左臂怕冷，此医院嘱患者用红花油外擦缓解，但效果平平。患者又去此医院治疗，以祛风活血药治疗，不仅左臂怕冷程度加重，反见失眠盗汗。又到杭州某医院检查，一切正常。后来经人介绍找笔者治疗，见患者整体面暗，但两颧微微有些潮红。舌淡苔腻，但舌尖上有数粒火红的芒刺。脉沉细涩而偏数，两尺无力。病情寒热错杂用药亦是寒热错杂。时值天燥，用药得以润养为主，通脉之燥药为辅。

处方：党参，麦冬，菟丝子，桃仁，当归，巴戟天，紫苏叶，苍术，威灵仙，蜈蚣，桂枝，白芍，黄芩。

患者治疗2个月而安。该患者病情较复杂，要从发病的时间和病因上来理解。夏天盖房子，江南天气火热，加上劳作，必定汗出太过而伤津；伤后气滞血瘀，加上长时间的石膏固定使左臂的气血更不畅行，不荣并见不通这是左臂怕冷的病机，治疗得以润养通经为治，而此骨伤科医院反以红花油外治，后来又以祛风活血的燥药为治，使原来就不足的津液更加亏虚。津血同源，心失血养，于是见失眠、盗汗等病症。笔者用清润之剂以养津血，使人体有血可行以治本，另加燥药通脉祛风以治标。

病案 4　何某，女，45 岁。2011 年夏天，因雨天降温见背冷而僵，四肢不温，胃脘痞胀诸症。因为此患是笔者 2007 年来金华行医时诊治的第一批患者，因此患者很信任笔者，人不舒服马上从兰溪到金华找笔者治疗。见患者脉浮而偏弱，舌苔白腻而薄，这是外感风寒内有寒湿的表现。背为阳气汇聚之处，受寒则见背冷；内有湿阻中焦则见胃脘痞，治疗得外散寒内化湿，行内外双解治疗。笔者随手取了 4 包午时茶颗粒嘱患者 1 次顿服。患者药后微微有些汗出，诸症随之而解。

2016 年 4 月，笔者和几个朋友一起去乡下吃饭，因为天气较暖和，于是笔者将车窗全部打开。后来有个朋友见胸背冷，胃痞胀。此是受外寒，笔者于农家乐处煮了几斤糯米黄酒，加 100 克生姜（切丝）加于酒中，服后此朋友微微汗出而愈。

笔者近年来常熬夜写文章，有时冬天半夜受寒见前额出冷汗，并头痛不已，用生姜切片外敷，基本上是一敷而愈。

病情有虚有实，虚要补，实要攻。但见虚不能纯补，以免敛邪；见实不能纯攻，以免元气不支。这是治病之大要。但时下中医治病，大多情况是见虚补虚，见实攻邪，这是四诊不详造成的。所以对于中医治病，一定要四诊合参，切不可见一个症状就武断的下结论。笔者的大师父陶广正教授，于笔者拜师后做的第一件事，就是送给笔者一套书，叫笔者取百家之长，并在书上题写“南京吾徒牢记：胆大心细四诊详，不许粗枝大叶；智圆行方再思量，还须理法有章”。笔者一直将师父的教诲当作座右铭，对每一位患者的诊治都很详细，对舌、脉、症状（如果是育龄女性患者还有月经周期变化等情况）等都详细地分析和记录。

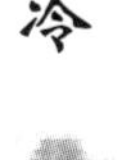

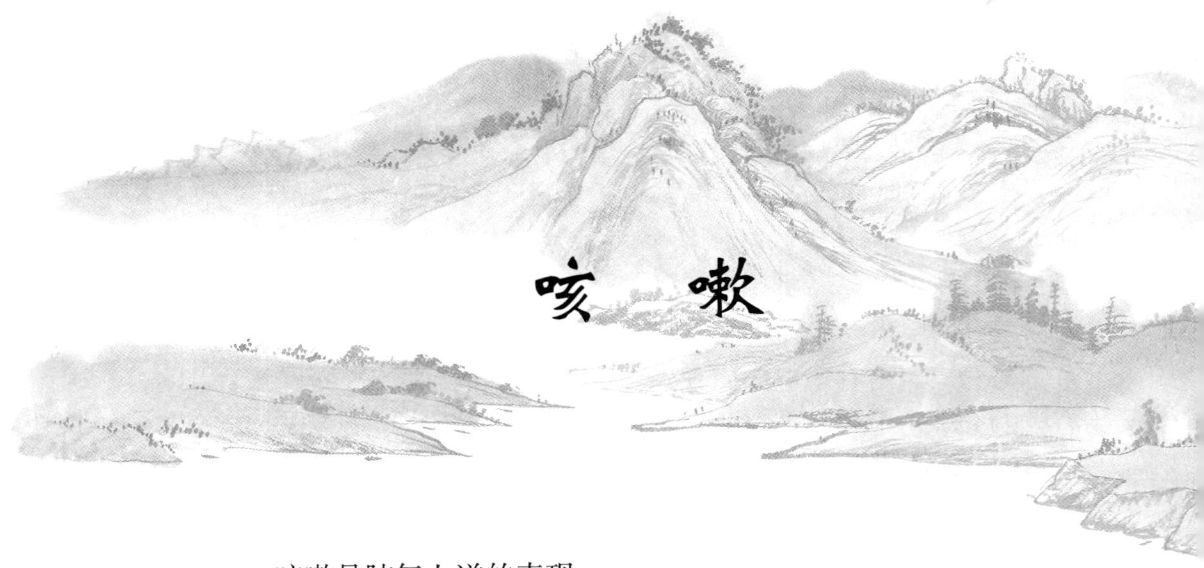

咳 嗽

咳嗽是肺气上逆的表现。

肺主气，主宣肃。宣是指气机向外向上的宣发；肃是指对气机向下的降潜。肺的宣和肃要保持相对的平衡，肺气才利，人才健康，如果宣和肃有某一方面不足或太过，人就会生病。比如受寒后，气机为寒邪所束，肺气就不能外宣，气机不利，郁积于肺而化热，热性上行，于是见咳；而阳气不足之人受寒，会伤阳气，阳主升发，阳气伤则气机升发不足，虽见肺气不利，但因为阳气弱，不会化热，所以就见无力；如果受温热之邪，则肺气宣发太过，亦会咳。可见咳嗽是临床的常见症状，病因太多，外感和内伤都会引起咳嗽。

但咳嗽虽说头绪繁多，但总不外是虚实两种，虚以气虚、阳虚、阴虚、肾气不固为主；实以寒、热、瘀血、痰阻、气滞、肝火、食积、肠热、胆热等为主因。

体虚方面，以气虚最为常见，病初起也以气虚为主要见症。因为肺主气，咳则五脏俱动，但总是先伤肺气。肺气虚者若未及时调补，才会发展成为肾阳虚（因为肺为气之本，肾为气之根），但上焦的肺和下焦的肾，气机升降在于以中焦的脾胃为枢纽，所以治疗肺病，一定要调和脾胃。李东垣云“脾胃一虚，肺气先绝”，调和脾胃，不仅仅是促使气机的升降，更主要是脾胃为后天之本，咳伤肺气，当以脾胃这后天之本来吸收能量，否则咳嗽永不得宁。

气虚，为气不足，气不足则肺的宣发和肃降功能下降。比如见气虚而受外寒的咳嗽，笔者多以麻黄汤变通应用，其中主要是用大剂黄芪代替炙甘草，使肺气足而能宣（黄芪补于内，麻黄宣于外，这是中医外科中的托法。传统中医学中的托法是针对身体虚弱的疮疡不愈合，治疗上补内散外。而治疗气虚的咳嗽，也一样可以用托法，原理一样，不外是大补肺气的基础上散邪，所以中医其实是没有什么分科的），病邪外散则肺气利，从而肺能肃降，咳嗽自止。

肺为娇脏，吸天之清气为身体应用，所以不能容有形之物，也不耐寒热。《黄帝内经》载“形寒冷饮则伤肺”，形寒指的是人体阳虚、畏寒，将身体缩着的样子。阳虚则气化不利，再食冰冷的食物则生痰湿，肺为贮痰之器，所以就会造成肺中痰阻，于是影响肺的气体交换而伤肺。现在，因为生活水平提高，吹空调的冷风、西医输液过度治疗、过食生冷之物、加班熬夜等因素，都会伤人体阳气，于是时下中国人的体质多见阳虚。还有些女性，为了美丽，冬天穿得很少，还将肚脐外露，此种行为更伤人体阳气。有些患者问笔者“为什么感冒如此难治”，殊不知是因为自己生活规律、生活习惯不当造成。人的身体已不能很好地适应自然的气温变化，看似一个个外形强健，其实身体内元气早已亏虚。这样的患者，自然是患一个小小的感冒、咳嗽都要花很长的时间来治疗。

还有人问：“为什么同样是阳虚受寒，有的人表现为咳嗽，有的人表现为腹泻，有的人表现为胃痛，有的人表现为痛经，有的人表现为关节痛，有的人表现为头痛等，这些又是为什么呢？”这个问题问得好。为什么同样的阳虚受寒，患者所表现的症状不一样，所患疾病也不一样。这要从我们人体原有的痼疾说起。人出生后除了一些先天就有缺陷的人以外，身体的五脏是相对平衡的，但出生后马上要通过鼻子来呼吸空气，要通过嘴来吸吮乳汁以补充能量，于是婴儿的肺和脾胃就要适应环境，如果是气温方面的问题，多会引起感冒、咳嗽这方面的肺系统疾病；如果是饮

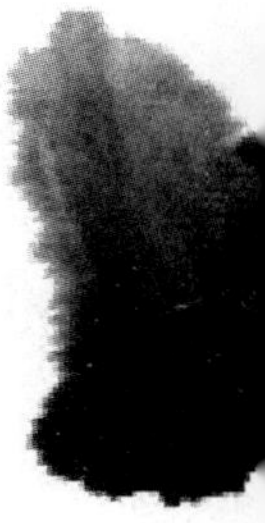

食方面的问题，则会引起消化不良、腹泻、便秘等问题。也就是说身体先有损伤，才会生病。身体某个部位先有损伤，受寒了则此部位就会引发疾病。比如肢体某个部位受伤了，局部的气血就瘀滞不通，气血不通，于是就会造成局部缺少营养而不荣（不通必定会不荣，有很多人治疗关节痛、风湿痛等疾病时只知道活血化瘀，不知道补益气血，于是活血化瘀药越用气血耗损越严重，病患部位越得不到润养，病就越治越严重）。虽说平时没有什么不适，一旦降温下雨，伤处就会疼痛；如果患者素有咳喘症状，天气变化就会引发咳嗽；原来脾胃不太好的人，受寒就会引起胃痛；慢性肾炎患者，肾体的血液一直不畅，受寒则使血瘀加重，于是肾的滤过功能就会随之下降，病情就会加重（有些尿毒症患者，会因外感治疗不及时而死亡）。

诊治疾病时，哪里不舒服，那里就一定是虚的，因为虚会藏邪，这就是为什么纯虚的疾病少见，纯实的疾病也少见。这是单纯从疾病层面来理解，如果这个问题没弄明白，要谈治病，自然是空话。

所以咳嗽之人，肺是必虚的，哪怕是病邪很重，治疗时在于攻邪，但病去大半后，马上就要随之调补肺气，否则又会反复咳嗽。治疗咳嗽如此，治疗其他疾病也一样，病去大半，就要进行调补，并要注意多休息以恢复元气。《伤寒杂病论》里讲到了很多情况会使病情反复，如劳复、食复、房复等，会反复的主要原因就是没有休息好和没有进行调补巩固。

肺得阳（温热）则宣，得阴（寒凉）则肃。比如天气火热，或吃了热性的食物（比如辣椒、生姜等），肺气就宣，肺主皮毛，于是毛孔张开，气化后的废水就从毛孔出，于是就会见汗出；气温下降，肺气就肃，毛孔闭合，于是无汗出，气化后的废水不能从汗走，于是见小便多。夏天多汗，冬天多尿，就是这个道理。身体内的水湿调节全在肺的宣肃，所以中医上讲肺为水之上源。

肺主气，但肺宣肃功能的原动力则在肾，肾气不固则肺气无根，从而肺的宣肃不利，或久咳、久喘不愈，这种情况中医学称为肾不纳气。肾为阴阳之根，阳虚则肺气不宣，阴虚则肺气不肃。临床上常见一些舌红的阴虚咳嗽患者，用麦冬、百合等养阴药治疗，会有些效果，但不持久（俗称“断不了病根”），主要是没有固肾养精，肺气无根才会久治不愈。笔者当年为自己母亲治疗咳嗽，先用补气健脾药无效，后来用百合治疗有些效果，但不稳定，考虑到肾为气根的问题，再配合参茸卫生丸固养肾气，才将母亲的咳嗽治愈。

肝为一身气机升发之门户，肾中阳气足则肝能发泄，于是一身气机得到疏通。这就是对肝主疏泄的理解。疏是疏通之意，泄是发泄。有些人理解肝主疏泄，只是片面的理解为对身体气机的疏通，不知肝之疏在于泄。发泄是指促进气机向上走，只有气机向上升发，一身的气化才能正常，气机才能疏通，所以泄而能通。日常有人生闷气，气机就不能向上发泄，于是气机就不疏通，气化功能就下降，比如《伤寒杂病论》中的四逆汤证，就是因为患者素来阳气亏虚，加上受寒，于是气机上升不利，人就见精神困顿的“但欲寐”（但欲寐，不是指人神昏，而是指人一点精神都没有，非常想睡觉。结合前半句的“脉细弱”来分析，细弱之脉是元气亏虚的脉象。如果是高热的神昏，多见脉实有力，比如承气汤证的热积太过，不可能会见细弱脉），所以要用四逆汤来振奋元阳，促进肝的发泄，人才会有精神。那么肾阴虚，则相火就过于亢奋，肝的发泄就强，人就会表现得很亢奋。所以肝只为肾之所用而已，动力在于肾。通常所说的肝气郁滞，先是见气机不能升发（不泄），才见气机不能疏（通），常用柴胡、香附等药来治疗，谓之“疏肝理气”这是知其然而不知其所以然。柴胡是风药，促进气机升发，是为了肝之泄，而香附是通气药，是为了疏通气机。但肝因不能发泄导致气机不能上升的原因有虚有实，虚在于肾阳不足，如上述的四逆汤证；实在于病邪阻滞了气机的升发。所以治疗肝郁，不能乱用风药和理气药。朱丹溪在此方面造诣颇深，

创越鞠丸治疗郁症，但越鞠丸在于治郁之标实，而不是治郁之本虚，这一点一定要注意。

咳嗽方面的肝火咳嗽，治疗之本，不在于平肝清肝，而在于滋养肾精。而肝寒主要在于肾阳亏虚，所以当人体的阳气亏虚到四逆汤证的程度时，是不会咳嗽的，因为肺气无力上逆。虽说咳嗽是肺气上逆，但还得有足量的元气才能使气机上逆。

所以我们就得出了另外一个原理，比如食积、瘀血、气滞、热结、寒结都会化热，热性上升，才会扰乱肺气的宣肃，才会引发咳嗽。某药品的广告词“咳嗽多半是肺热”是有一定道理的，但热是无形之邪，是什么有形之质造成热，这才是治疗咳嗽的要义，而不是用一路寒凉药来治疗。如食积化热，热因在于食积，治疗上只要运中化积，积去则热自退；痰湿闭阻化热，热在于痰湿，痰湿化开，则热自除；外感风寒会化热，治疗上在于疏散外寒，寒邪一散则热自退，咳嗽自止。所以治疗咳嗽切不能只考虑肺气上逆而乱用止咳降气药。

虚证咳嗽

天下虚证最难治。缪仲淳认为治病难在“虚”和“火”。火之难治在于有实火和虚火之别，有上浮下陷之别，还有数邪相合之火，但虚而挟火实在是更难治。火如此，湿也如此，寒也如此。归根还是虚最难治。

笔者接诊的患者大多是到处求医不效，后来笔者处求治，因此患者对笔者的期望过高，总是希望能一药而愈。心急则郁，补药则滞，此种患者最难补，如遇虚中夹实者则更难治。

咳嗽病因繁多，久咳则必虚；素为体虚之人而患咳嗽者，亦甚难治。总归都是虚。人活着，就要消耗，所以虚之难补在于此。更何况现在的人，急功近利者为多，思绪万千；饮食结构不当，脾胃有损；夜生活等又在耗精。补虚谈何容易。世上没有神医，也没有神奇之法，只有平淡之法。因此，患者要用一颗平淡的心去对待医生、对待疾病，这样更有利于治疗。

咳嗽伤元，久咳元气更伤。所以治疗久咳或体虚的咳嗽，一定要以扶补为先。但纯虚的病少，虚证之病多以虚中夹实为主。

气虚咳嗽

气虚主要表现为神疲、气短、肢体无力，脉空大等症状。气虚咳嗽指患者咳嗽的同时并见气虚的症状；或咳嗽不严重，而是以气虚为明显症状；或咳嗽严重与气虚症状并见。

笔者老家在庆元山村，海拔高，秋天开始就会很冷。笔者母亲素有咳嗽，父亲也偶见咳嗽。1994 年秋，当时笔者父亲术后 1 年多，体质还很虚弱。笔者在县城，很久没有回家。一次与同村人在县城相遇，笔者托其给自己父母带些人参吃。过了十余天笔者回到家，听母亲说她和父亲已经持续咳嗽了近半个月，吃什么药都不见效，服用人参后效果显著。笔者问母亲一次吃多少，母亲比画着，父亲服用近 30 克，母亲服用近 20 克。这是父母本来就体虚，加上秋季山村气温低，所以服用性温的人参一吃即愈。此次母亲虽说一吃就好，但后来还是反复咳嗽，直到笔者搬到庆元县城里，用百合与参茸卫生丸合用治疗母亲的咳嗽才将母亲治愈。而父亲此后就没怎么咳嗽了，虽说有时患外感也会发生咳嗽，但并无大碍。由是可见，同样是气虚咳嗽，因为母亲素患咳嗽，肺虚比父亲严重；虽说父亲的身体做过大手术亦虚，但虚的部位主要在胃而不在肺。所以后来父亲受寒后，主要见胃脘疼痛，要用温散药后排气才会缓解，父亲的胃脘受寒则痛，一直调理了数年才痊愈。

病案 某妇，产后失养，又于流产后第二天上班，平时畏寒，四肢不温，腰酸痛而冷，月经淋漓难净。2012 年夏天，月经将至而洗澡，因为家里空调温度开得较低，洗澡后受寒，见咳嗽不已。

咳嗽时痰多，咽喉疼痛不能咽食物，月经闭阻不畅。到医院治疗，谓为上呼吸道感染，用抗生素效果不好，于是来笔者处治疗。此种情况治疗得兼顾月经周期，此时逢月经期间，气机下陷，再加受寒，气机下陷更甚；咳嗽在于外寒肺气不利，但月经不能下排的瘀滞化热，瘀热亦会上扰于肺，所以治疗得内外双解。散外在于宣肺，治内在于通经。治疗虽说要促进月经下行，但得在补气升提的前提下进行。见患者脉象沉涩无力，这是虚中挟寒、瘀。

处方：生黄芪，厚朴，桂枝，麻黄，益母草，当归，巴戟天，菟丝子，狗脊，杜仲，半夏，干姜，桑白皮。

药后微有些汗出，月经畅行，咳嗽亦止。此患先是产后失养，后又因流产没及时调养，从症状上来看，肾气已不固，治疗得补气固肾并重，而不能是单纯补气。

阴虚咳嗽

阴虚则阳亢，阳亢则热势上扰而见咳嗽。所以治疗阴虚咳嗽和热郁于肺的咳嗽是不太一样的。热郁是邪实为主，而阴虚是正虚为主。所以治疗上得有侧重。如阴虚又见邪热则应养阴与清热并重；如果邪热不明显，则以养阴为上。

但养肺阴之时得考虑到肾气，肾气是肺气之根,《伤寒论》中的麦冬汤是以清润养阴为主，以运中降气为辅，处方中没有加用固肾药，这对于肾气亏虚的患者来说，兼顾得并不是那么全面。笔者自2009年到金华文荣医院创办中医科，初起是以中医妇科为科室业务的突破点，接诊产后（包括流产）失养的患者较多，后来还有一些手术后遗症的患者找来治疗，亦见肾气亏虚明显。见有阴虚的患者，用养阴药效果不太显著，再加润养固肾的药配合治疗，效果就很显著。所以对于久咳或体虚的患者，治疗应将养阴与潜阳结合。

另外阴虚则血脉不充而见瘀滞，所以养阴的同时得通利血脉。养阴药性寒凉，有碍中焦运化，所以养阴之时得配合运中，以免损脾胃。麦冬汤用半夏，就是为了防滞，但笔者会再加些润养通脉药以促进气机的疏畅。

病案 某妇2017年冬季患外感咳嗽，但发热等症状已缓解，唯有咳嗽一直不愈，并见加重，于是到天青坑找笔者治疗。见患者四十余岁，整体面色偏暗而两颧潮红，自诉已咳嗽1个多月，早上起来时咳嗽最严重。舌红而干，脉细数偏弱，两尺无力。月经刚结束。此为肺阴亏虚，肺气不肃为患。一般认为，夜里咳嗽为阴虚，早上咳嗽为阳虚。其实不然，夜里主阴，又处于冬天，天之阴更重，因为患者阴虚有热，所以能对抗夜里的阴，所以夜间反而不咳嗽。到了早上，阳气渐旺，所以见阳气上扰而咳嗽，治疗以固肾养阴为主，辅以活血通脉。

处方：党参，麦冬，五味子，百合，丹参，郁金，当归，菟丝子，桑白皮，枸杞子，补骨脂，桃仁，杏仁，厚朴。

患者服药1剂见咳嗽止。阴虚要补，且补阴需肺肾同补，特别是年过四十之人，不论男女，都已见肾气去半，单纯补肺效果实不明显，固养肾元与润肺清热配合，效果方见显著。对百合一药,《本草从新》虽说“百合之甘敛胜于五味子之酸敛”，但因天气过热，阳要下潜，可惜无阳可潜，所以得用百合和五味子相伍，以提高收敛润养的效果。再加菟丝子、补骨脂固纳肾气以潜阳。

同在2017年冬天，有一患者因其他病来复诊，亦见咳嗽不止。因为天气过热，笔者会煎些药放在边上，时不时地服用，调养身体以免伤元。笔者叫患者先服一包笔者常服之药试试，患者药后不到2分钟咳嗽即止，患者直夸药效显著。其实，笔者所用之药的功效，不外是清润上焦，疏运中焦，固养下焦，针对天气过热以潜养元气而已。

疫毒咳嗽

疫毒是一个生命体（如细菌、病毒都是疫毒）。治疗上与气温变化引起的外感病不同。

吴又可在《温疫论》中讲“时邪疫毒由口鼻而入”，这是很科学的。如果疫毒由口入则见消化系统疾病，如肠炎、胃炎、肝炎等；如果疫毒是由鼻而入，则见呼吸系统疾病，如肺炎、病毒性心肌炎、脑炎等。为什么同是疫毒，从鼻入的疫毒易侵及心和脑，这在于肺要吸纳自然的清气，与体内的血液进行气体交换，导致疫毒通过血液而侵袭心、脑，以及全身，如脊髓灰质炎，也是疫从鼻入。

疫毒有疫毒之性，但总体来说疫毒以湿热为主。因此治疗疫毒，一定要考虑到湿邪相挟的问题。比如吴又可的达原饮就是用大剂芳燥药来化湿，改变了疫毒在体内的生存环境，让疫毒无法生存。

治疗疫毒过用清热解毒药易伤人体内的阳气，使湿邪加重，不利于治疗。现在的西医治疗感冒，起手就用抗生素输液治疗。且不说辨证是否正确（如果是风寒外感用抗生素输液治疗，这就是误治，寒凉过用，阳气一伤更无力散寒外出，导致感冒久治不愈），就算是细菌引起的也不能过用抗生素治疗。因为人是离不开细菌和病毒的，人要与细菌、病毒和谐相处身体才会健康。所以治疗疫毒也一样得重视人体的整体内环境，而不是强行的对抗。

自然界中有很多物质携带疫毒，如春季花粉吸入到肺引起炎症等，也要从疫毒论治。

很多人吸入槐絮后，因槐絮刺激咽喉引起咽喉红热肿痛，这是因为槐絮携带很多病菌。前些年，笔者时常到北京学习，四五月份时见到很多人面部皮肤过敏，伴咳嗽、咽痛。遇一友人，刚好其有皮肤过敏、咽痛、发热、咳嗽等症状。笔者见对方舌尖红，但舌中根部的苔白厚，脉象浮紧。这是风寒挟湿为患，虽说咽喉因槐絮刺激而疼痛，治疗还得疏散外寒和内消痰湿。对方见笔者处方起手是板蓝根、金银花、黄芩。笑笑对笔者说：“你这药方，我服用有段时间了，但没效果。”笔者不理会，再加苍术、茯苓、苏叶、厚朴、荆芥、益母草、生黄芪等药。处方开好后，针鱼际、合谷、太冲诸穴。次日友人已一切安好。

此案患者同时感受外寒和疫毒。受寒则伤阳，所以气化不利而生内湿，再服清热解毒药，阳气更伤，内湿更重，于是治疗1周疫毒也不见好。

同时患外寒和疫毒的情况很多，特别是春秋两季，气温说高不高，说低不低，衣服稍穿少了或进入气温相对较低的环境，人就易受寒。但春秋两季雨水都较多，春天是一阵春雨一阵热，而秋天则是一阵秋雨一阵凉，气温反复而湿气较重，所以很适合疫毒生存。如此情况，用《伤寒论》的辛温发散思路治疗效果不好，后刘守真创双解，解决了很多问题。到了清代叶天士明确地提出了分消，笔者认为以分消来理解较好，内邪可以分消，外邪也可以分消，内外合邪也可以分消。

对于疫毒咳嗽，病位还是在肺，因为疫毒造成肺气不利，所以治疗疫毒咳嗽不能过用止咳药，特别是痰多的疫毒咳嗽，如过用止咳药，反使肺气不宣，毒邪内闭。十年前笔者在金华某医馆坐诊，附近有家医馆的生意很好，父亲负责诊脉儿子负责开方，其二人治疗咳嗽就一个思路，“清热解毒药 + 止咳药”，只要1剂药就见明显的效果，咳嗽立止。但过了3天，患者咳嗽更严重，于是此医生又在原方的基础上加重止咳药的剂量，患者服药后咳嗽又止。如此数诊，患者胃口全无、神疲无力，还是咳嗽不已。笔者接手过很多经其二人治过的咳嗽患者，都表现为一派脾虚湿阻，需要用半个月的时间来治疗，病情重的则要用一两个月来治疗。患者咳嗽痊愈后，再发生咳嗽还是去找此二人治疗，治不好再来找笔者。笔者问患者为什么，患者说笔者的治疗见效太慢，对方1剂药就能起到明显的效果。

治疗疫毒咳嗽，初起之时，切不能过用止咳药。患者更不能以症状的缓解速度来判断医生的水平。特别是素来体虚之人，本就体虚难补，再染疫毒咳嗽，治疗起来更是不易。

病案1　某男，7岁。2010年春天发热咳嗽到金华文荣医院找笔者治疗，家长代诉，自从上幼儿园起，孩子就时常感冒咳嗽，并伴高热，咳嗽持续十多天。笔者见患儿面色青暗，睛白偏青，这是明显的气阳两虚；见舌质淡白，苔腻，这是痰湿阻滞；舌尖降红、舌面上数粒降红的芒刺，这是有血分伏热。治疗得以运中化湿为本，清透伏热为辅。因见高热未退，治疗时以急则治标为原则。

处方： 生石膏，麻黄，苍术，厚朴，鱼腥草，党参，滑石，桑白皮，姜半夏，焦三仙。

同时于少商穴、耳尖的瘀滞静脉处刺血。刺血后不久，体温降低。次日减少生石膏、鱼腥草等寒凉药的用量，以调脾补气收功。

本案的情况很常见，小孩在上幼儿园之前体质好，是因为家长喂养得当，小孩的脾胃吸收得好。且小孩天性好动，跑来跑去易出汗，家长会给孩子及时换上干燥的衣服，所以少于外感。而到幼儿园后，小孩活动后衣服潮湿不能及时更换，饮食方面也易使小孩体质下降，于是就多病。同样的疫毒入侵，体质强健的人就可以抵抗，而体质弱的人则会生病。

病案2　某妇，经期疫毒咳嗽，医院诊为大叶性肺炎。高热，血崩不止。医院建议行子宫切除术以保命，但又见感染未愈，考虑手术的风险，进退两难之际，家属叫笔者一诊。见患者高热不退，大汗不止，两眼无神，讲话无力，咳嗽无力，但依然咳嗽不止，痰黏滞不易外咳。脉浮而虚大。此为高热伤气耗津，气虚不能固摄、火热灼伤血络而使血崩不止，津伤则痰黏滞不易咳。治疗当以独参汤收摄元气，再做进一步治疗。针百会、曲池，小腹用温敷。另外用一根二十支头的人参、鲜竹沥液100毫升一次顿服，针药结合后见身凉热退，咳嗽、下阴出血亦大见好转。次日二诊，见患者精神好转，虽有咳嗽，但咳痰已畅，就是痰很多。这是气足而有力宣肺排痰。但患者高热、大汗、血崩相煎，元气大亏，治疗得以固养元气为上，针对余邪而辅治。

处方：党参，厚朴，麦冬，仙鹤草，鱼腥草，益母草，桑白皮，黄芩，补骨脂。另加鲜竹沥液兑于中药汁中服用。

治疗数日患者病愈出院，但见脉细弱、神疲，于原中药处方中加枸杞子、菟丝子诸药巩固治疗。

《伤寒杂病论》中将经期外感谓为热入血室，用小柴胡汤治疗。对于这个问题要考虑是哪种类型的伤寒，因为伤寒有五（古时对伤寒的理解是一切外感病，包括温热、疫毒等），并不是单纯指受寒。月经期间生病是有别于平时的，如受寒的月经不通，治疗上除了散寒还得温经通瘀，促进月经外排。而此案则是高热炽盛而见血崩不止，治疗得固摄元气以止血，留得一分血则留得一分命，而不是泥于小柴胡汤来治疗。

大叶性肺炎，属中医温病的一种，肺中有大量痰不易外排，有时用仪器也不见得能把痰吸出，因此很多患者死于呼吸衰竭。大叶性肺炎患者排痰困难，主要是高热大伤人体的气和津液，气伤则无力宣肺而排痰，津伤则痰会化燥而变黏稠。虽说输液治疗可以及时补充体液，但因为气（阳）伤而无力气化，所以补充到体内的液体，不能及时气化输布。所以治疗高热，一定要考虑气阳随津而脱的情况，不能单纯考虑津液而只用输液治疗。

外邪咳嗽

“天布五行以运万类”，自然界的寒、热、湿、燥、风等是孕育地球生物的必要因素，这些因素太过或不及，地球上的生物就会不适应，身体就会发生变化，于是就会生病，如水一样“能载舟亦能覆舟”，这是事物的常与变。但常与变是绝对的，也是相对的。

春温、夏热、秋凉、冬寒，一年四季的气候变化是绝对的。但温热凉寒总会有一个相对稳定的值，如果这些值处于正常范围内，就要考虑个体的差异。每个人体的内环境是不同的，对外界环境的耐受程度也不一样。比如阴虚阳亢者，和阳虚湿重者，在相同温湿度的环境中，身体所表现出来的情况是不同的。阴虚则怕热，阳虚则怕寒。同样降温，阳虚之人就会受寒感冒；同样升温，阴虚之人就易阳气上亢。天变不能违，但人为可以变（如居住环境、衣着、起居、治疗等，这些都是人为的因素），所以古人会说“顺天者昌”。

人活一口气，有气则活，无气则亡，所以人需要呼吸自然界的清气（中医学把包含各种成分的空气称为“清气”），而人在呼吸之时，肺就直接与外界空气接触，一旦外界空气（湿度和温度）变化，肺的宣肃功能就会受到影响，从而引发咳嗽、感冒等问题。从古到今，发病率最高的，就是肺系统的疾病，并且外邪作用于人体，会直接影响人体五脏的平衡，从而引发其他疾病，比如阳虚水阻的慢性心力衰竭患者，在天气转凉受外寒后易导致病情加剧甚至死亡。三国时的《伤寒杂病论》原来是外感病和内伤杂病合为一体的，后来把外感病独立出来，使原来一体的《伤寒杂病论》变为《伤寒论》和《金匮要略》两本书。而中医发展过程中，研究伤寒者多，而研究杂病者少，是因为外感病发病迅速、变化快、易引发身体原有的痼疾、死亡率高等因素，所以研究外感的人多。

受外邪（如过寒、过热、过湿、过燥、疫毒等）后，身体内在发生变化于是生病，所以治疗外感病一定要结合身体内伤病。比如江南多湿，在初春和初冬，天气多寒湿，气温低，空气湿度大，还时不时地刮风，人极易受寒感冒，此种外感，如果只研究《伤寒论》，不结合《金匮要略》，就会形成套方治病的思路。寒湿之季的外感咳嗽，即使患者所表现的症状和《伤寒论》中麻黄汤证的症状一模一样，套用麻黄汤治疗，只会使病情加重，因为麻黄汤中用了大量的炙甘草，炙甘草和生甘草不一样，炙甘草是用蜜制的，易滞中生湿。湿性黏滞缠绵，易敛邪，用炙甘草来治疗只会雪上加霜。笔者治疗寒湿季节的风寒外感，以生黄芪、紫苏叶、生姜、苍术、厚朴、当归为核心用药，其实这是脱胎于麻黄汤，用生黄芪代炙甘草、紫苏叶代麻黄、生姜代桂枝，因为有湿，得运脾，所以加苍术、厚朴，血遇寒则凝滞，加些许当归以通血（血水同源，血瘀则水滞）。如见咳嗽加杏仁、见四肢不温加附子、见腰膝无力加狗脊、见水湿明显加茯苓。笔者将麻黄汤如此变化的思路是借鉴了《金匮要略》中的内容。

所以治疗外感咳嗽，不能机械地套方治疗。特别是一些素来体质亏虚的患者（如产后失养、流产后失养、手术后失养、久病、小孩、老人等）、素有痼疾的患者、处于月经期间的患者和产后患者等，一旦发生外感，整个身体都会发生很大的变化，单纯套用伤寒方来治疗，是难以应付的。

外感咳嗽的区别，主要在于舌、脉、痰等各方面的综合判断。脉和痰有时不易判断，但舌是很主要的判断因素。

舌绛则热，舌淡则寒，舌胖则湿，舌瘦则精亏；苔厚则湿重，苔薄则湿轻，苔滑则为水湿，苔腻则为痰湿；苔白为寒，苔黄为热，苔焦为热甚，苔黑而润为寒甚，苔黑而焦燥为热甚伤津。此是辨舌之大体，但亦有精亏的瘦人见淡胖舌，此为气化不利使水湿不能正常输布而使人瘦舌胖；舌瘦但人形体肥胖者，亦是水湿的输布不利；胃中有饮而舌干裂者，此是气机为湿所阻，津不上承而舌失润养。

受寒见浮紧脉，受热见浮缓脉，体虚见弱脉，痰湿见浊脉，水湿见弦脉，瘀血见涩脉，气阳虚见沉迟脉，气阴虚见数弱脉。

痰白为寒，痰多为湿，痰黄为热，痰黏为燥。

只有把四诊中的内容综合应用分析，才能正确地诊断出疾病的证结（病机）所在。从网络上调出一个一路寒凉的清热解毒药来治疗外感咳嗽，这是不现实的。很多患者一个小小的感冒咳嗽，先用输液治疗，后用中医的清热解毒药治疗，病越治越重。

病案 1 刘某，男，12 岁，秋季运动会汗出受寒见咳嗽不已，某诊所治以抗生素输液和中枢性止咳药口服，病情反而加重。后又治以清热解毒和止咳中药，咳嗽依然，并见胃纳更差。于是来笔者处一诊。笔者见患儿舌淡苔白腻而厚，但舌面上有数粒火红的芒刺，稍动则头上汗出不止，此是寒痰化热。治疗当以辛开苦泄调运中焦为主，辅以宣利肺气。

处方：生黄芪，苍术，厚朴，紫苏叶，半夏，茯苓，生姜，黄芩，鱼腥草，桑白皮，当归。一剂咳止胃口开，数剂而安。

秋天天气已降温，治疗汗出受寒当辛温发散以祛寒，寒去则肺气宣通而咳嗽自止。而西医行寒凉的输液治疗，再加中枢性止咳药，虽初见咳嗽立止，实际上是使邪郁闭于体内，病情是加重的，只是家长看到孩子在很短的时间内不咳嗽，以为见效。后来再以清热解毒药和止咳药治疗，使原来已伤的阳气更伤，所以肺气更不得宣通，造成气机上逆咳嗽不愈。而阳气伤是中焦失运而见胃纳差。脾虚失运，痰湿内生，上焦之阳气因痰湿阻滞不能降潜，于是阳气上浮，所以稍动则头见汗出。治以清宣上焦，疏运中焦，使气机得以降潜，因此咳嗽不治自止。

病案2 某妇，60岁，患类风湿关节炎二十余年，梅雨季节患咳嗽，见咳痰量多，痰质清稀且有泡沫，夜里加重。身体困重，腰膝无力，头晕神乏。中医用运脾化痰止咳治疗无效。2014年患者到横店找笔者治疗，见患者舌暗老，舌面无苔但多津，舌头一伸出来口水就滴下来。脉沉细弦稍涩。此为阳虚水饮为患，治疗得运中化饮，用三焦分利。

处方：生黄芪，苍术，厚朴，茯苓，生薏苡仁，炮附子，狗脊，菟丝子，干姜，威灵仙，麻黄，鸡血藤，蜈蚣，当归。

患者治疗不到3天诸症均瘥。

本案患者年已花甲，肾气必亏。素患疾病，加上梅雨季节天气过湿，于是造成水饮内阻。水饮内阻，气机不畅，于是肺不得宣肃而咳嗽。本患总是因虚而成饮，治疗得攻补兼施。重用生黄芪补肺气；麻黄宣肺气以促进肺对水湿的输布；炮附子、菟丝子、狗脊温补肾阳以促进身体的气化功能；鸡血藤、当归活血通脉以运水。整体来看，是麻黄宣于上焦，苍术、厚朴运于中焦，茯苓、薏苡仁渗于下焦，疏通三焦以分消内饮。

2017 年金华持续高温干旱。秋天本应凉爽，但夏季已过而热不过，阳气上浮不能下潜（天气过热，阳随汗泄，使人无阳可潜），气机上逆，于是去年立秋后金华咳嗽的患者很多。这样的天气，可因外燥、内湿（天气燥热百姓多喝冷饮、吃水果，从而生内湿）、上燥热、下虚寒引起咳嗽。所以与中医传统意义上所论述的燥邪伤肺的咳嗽大不一样，故有医者用喻嘉言所创的清燥救肺汤治疗无效。

病案 3 孔某，女，44 岁。咳嗽近 2 个月，服药无数均无效。秋分时节到天青坑山庄找笔者治疗。见其舌尖绛红，舌根苔白厚腻。脉虚数，偏浮。面暗色斑，夜里失眠口渴。早起咳嗽最严重，痰量少，但黏滞不易咳出，痰色白，用力咳很久才咳出一粒绿豆大的黏痰。此为寒痰化燥。治疗得清润上焦，健运中焦，固养下焦，使阳气得潜而咳嗽得愈。

处方：麦冬，百合，芦根，瓜蒌，杏仁，桑白皮，党参，苍术，半夏，厚朴，菟丝子，枸杞子，巴戟天，泽泻，当归。

治疗月余而愈，并且脸上色斑退大半，肤色红润。

天气过热，气机外浮，加上咳嗽近 2 个月，因此肺气伤而不敛，所以用麦冬、百合、芦根、瓜蒌、杏仁、党参清润敛养肺气；因过食生冷瓜果用苍术、厚朴、半夏运中；菟丝子、枸杞子、巴戟天固养肾气；泽泻去下焦之湿而引阳入肾；桑白皮清泄肺邪伍于瓜蒌、杏仁以降肺气；加一味当归和畅血脉。

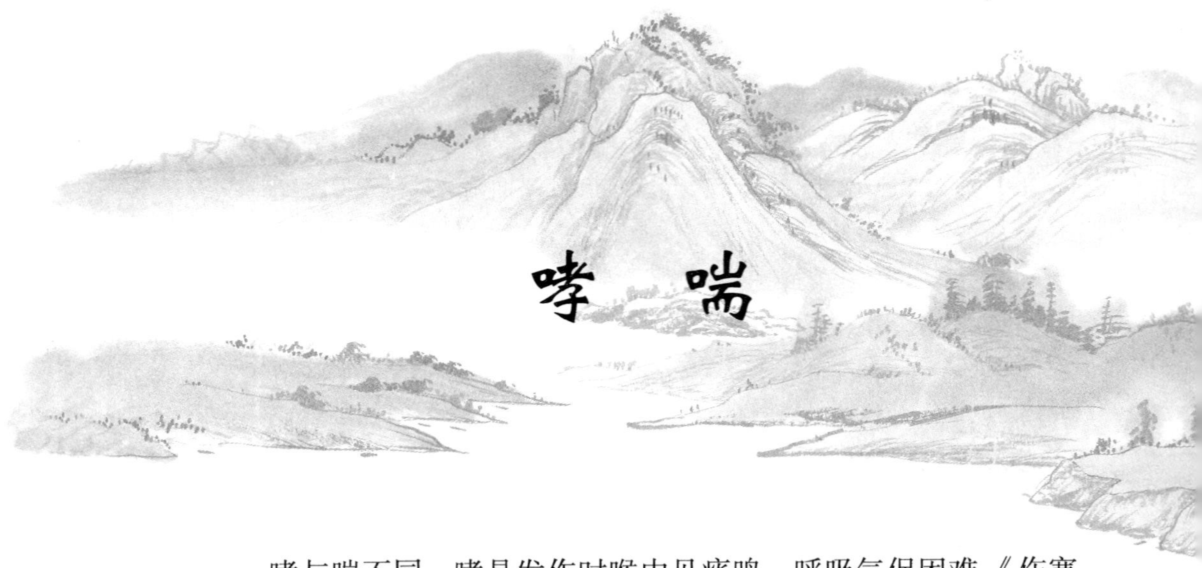

哮喘

哮与喘不同，哮是发作时喉中见痰鸣，呼吸气促困难,《伤寒杂病论》中形容哮证以喉中如“水鸡声”，并用射干麻黄汤温化寒痰的思路来治疗。到了金元时期，朱丹溪首先提出了哮喘的病名，并明确地提出治疗哮证以“未发以扶正气为主，既发以攻邪气为急”的治疗指导思想，一直沿用至今。喘指的是气喘，呼吸困难总觉得胸口憋闷气不够用，严重者会见不能平卧的表现。

哮必兼喘，所以临床上多以哮喘并称。同咳嗽一样，虽说咳和嗽不一样，咳是指有声无痰，而嗽是指有痰无声，但因为并见，所以称为咳嗽。

哮是以痰声为主要见证，所以哮总不离痰，治痰就是治哮。朱丹溪云“哮喘专主以痰”，但喘则不一定是因为有痰，肾气亏虚的肾不纳气也会喘；肝郁气滞气机不畅也会喘；肺气亏虚对外界的空气过敏也会喘，这些喘都不是因为痰，所以治哮和喘还是有区别的。

哮以痰闭于肺为主要病因，所以治疗哮证不外是分析痰的寒热属性。临床上分为寒痰、寒痰化热、痰热、肾虚痰闭。但不论是痰寒还是痰热，治疗均以运脾化痰为核心。脾主运化，为气机升降之枢，脾健则痰消，但肺为贮痰之器，所以治疗时一定要考虑到宣肺排痰为治标之要。肺主气，气足才能宣，虽见痰闭严重要排痰，但要审气的亏虚程度，不能一味地排痰。痰为有形之邪，亦能载气，过度排痰，反会伤体。

病案 1 楚某，男，6 岁，外感咳痰半个月未愈，见喉中痰鸣声响，肺部不用听诊器亦能听到明显的痰声，呼吸不畅，胸闷，纳差，大便不畅，夜里入睡难，动则汗出，傍晚时会有低热，尿色偏黄，手心烦热，脚不温。舌尖红，舌中部和根部苔白厚腻。这是寒痰化热，痰为阴物性黏滞，易阻气机。上焦之痰热，则见手心热。上浮之阳不能下潜则下肢不温，治疗得补气运中，宣肺化痰。但用药上，中焦运脾得温，上焦宣肺排痰得清宣为宜，如此上焦清肃，浮阳才能下潜。

处方：党参，苍术，厚朴，陈皮，半夏，茯苓，干姜，石菖蒲，芦根，桑白皮，桔梗，当归。

另加中成药鲜竹沥液，鲜竹沥液每次服用量为 30 毫升，每日 3 次。家长看笔者用量是说明书的好几倍，只敢用常规的量，治疗 1 周，效果不是很明显，二诊时见痰音还是很重。中医史上，治痰的水平之高莫过于朱丹溪，他用鲜竹沥的量有时很大（《古今医案》《名医类案》这些书中有不少朱丹溪治痰的病案），如果泥于中成药说明书上的 10 毫升药量来治疗闭结严重的哮证，这是病重药轻，不会有效果的。见患儿症状和舌象没有什么大变化，原方不变，嘱家长，鲜竹沥液的药量一定要按笔者开的量服用，但不能过服，见痰少，马上减半。家长见孩子已病二十余天，决定一试。按笔者开具的用量，每日服用 90 毫升，加上中药的配合，服药 1 天，几乎听不到痰鸣，患儿呼吸顺畅，胸闷一扫而空。次日中药处方不变，鲜竹沥液的用量减半，如此再治疗四五天，诸症均瘥。

病案 2 某男，42 岁，患肺心病十余年，稍变天就见痰鸣喘息不能平卧，因冬天受寒见哮喘住院治疗。因为患者痰黏滞，西药祛痰药和吸痰效果不理想，于是住院部叫笔者去会诊。患者面色灰暗，舌淡胖，苔滑腻，不时索水喝，但只漱口，脉沉弦有力。此为阳气大亏无力气化，治疗得振奋元阳，疏利三焦，气化得利则水湿可以正常输布，这才是治痰之要。

处方：炮附子，干姜，半夏，天南星，白芥子，茯苓，厚朴，

生黄芪，当归，菟丝子，桑白皮。

用药1剂，当晚就可以平卧而眠，痰鸣间得用听诊器才能听得到。治疗数日一切安好。患者出院后自行到药店抓药服用2周，见心烦躁不得眠，于是又到医院找笔者诊治。见其舌干颧红，此为燥痰太过，使元气更伤，这是虚火上浮之证。虽说处方中没有用到风药升提阳气，但患者因久病早已伤肾气，过用燥药反伤身。于是笔者又用运中固元潜阳治疗才安。

患者自行抓药吃是很危险的事，特别是病情危急时的应急治疗，用药都很偏，药的剂量也很重。治病之药，病去大半就得调整处方，与平时调理身体的用药不同。笔者行医多年常会见到患者自行按原处方购药，于是笔者现在的处方用药，不再如六七年前那样的猛，而是以四平八稳为上，以防患者按药方乱吃。因为笔者事务繁忙，有时会给患者连开数个处方，写好顺序，叫患者按顺序服用。

病案3　某男，26岁。因失恋，见气急胸闷气喘，心烦失眠，口干苦，大便闭结。舌红紫，脉弦数有力。这是气郁化热，治疗得宣肺运中。肝气郁滞的治疗，切勿泥于柴胡、香附之属。要考虑到肺主气，《黄帝内经》载“诸气膹郁皆属于肺”，因肺时时在呼吸，促进心血畅运，以疏一身之气。传统中医学上所说的疏泄，疏是疏通，用理气药；泄是发泄，用风药。风药是肺药，柴胡、苏叶、麻黄之属全是风药，都能升提气机。因肝郁，气机升发无力，才用肺药以升提。本案患者已见化热明显，再用升提，则失眠更甚。治疗当清宣肺气，畅行心脉，和运中焦，而不是机械地用风药和理气药治疗。针鱼际、内关、足三里、膻中。患者针后不到1小时就觉得身体轻松了许多，肠蠕动加快。

处方：苍术，厚朴，陈皮，黄芩，半夏，丹参，郁金，石菖蒲，芦根，杏仁。

病案4　某男，36岁，外感失治，见高热气喘，医院诊为急性心力衰竭，强心针治疗效果不好，叫本院中医科会诊，用麻杏石甘汤加生脉饮治疗反见气喘更甚。于是患者家属叫笔者前去诊治。见患者面红如妆，脉虚浮而数，舌和嘴唇干裂。此为虚阳上越的危症，只养阴不用温阳药，阳气难潜；再用麻黄升提气机，阳气上亢更甚，所以中药治疗后气喘更甚的原因就在于此。治疗当清肃肺气以促进气机下降，再以固养肾气纳阳为治，使阳气复归于肾，病才能愈。中医治病切不能被西医学的病名所误，不能见外感高热就用清凉药。取太冲、太溪，不用针刺只用手指按摩，只是力量较重。按摩后患者面红稍退，气喘稍见好。

处方：生石膏，百合，五味子，党参，炮附子，菟丝子，郁金，丹参，厚朴，陈皮。

嘱药煎后冷服，以促进气机的沉降。并用吴茱萸粉，加醋调糊外敷于足心涌泉穴（可以引火归元）。次日笔者再去医院复诊，患者一切安好，只是神疲无力、嗜睡。

哮、喘之病，有新有久，新病易治，久病难医。因为久病必虚，补虚无速效之法，在补养治病的过程中会有许多因素直接影响治疗效果。对于急症患者，当急速治疗，以保命为上。

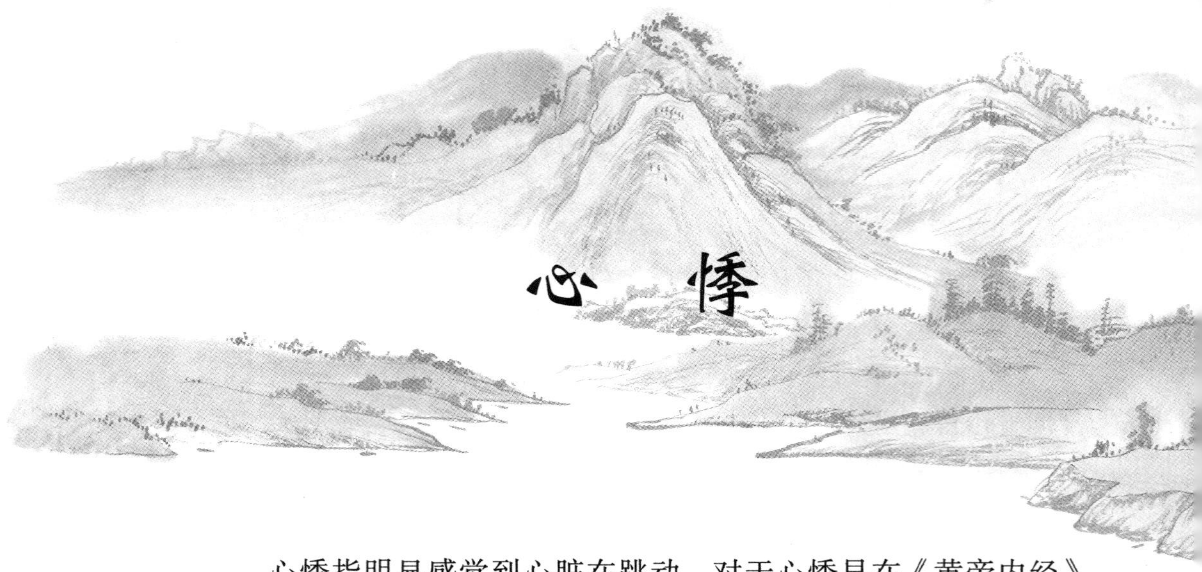

心悸

心悸指明显感觉到心脏在跳动。对于心悸早在《黄帝内经》中就有“左乳下，其动应衣”，并且明确地说到是以宗气外泄的虚证为病机。到了东汉末年的《伤寒杂病论》对心悸的论述有“心下悸”“心中悸”“惊悸”“心动悸”等描述，并把病因扩展到惊忧、水饮、虚劳等。朱丹溪则以痰和虚立论，王清任则以瘀立论。但从传统中医学到现代的中医大学教材，对于因疫毒、起居以及神志引起的心悸却没有什么论述，这是很可惜的事。

疫毒会潜伏于人体内不断耗伤人体的元气，当人体的元气消耗到无力制约疫毒所表现的症状时，表明病情已经很严重了，如乙型病毒性肝炎、病毒性心肌炎、慢性肾炎、因幽门螺旋杆菌引发的慢性萎缩性胃炎等疾病，都是疫毒为患。

对于心悸来说，以疫毒为病因的主要是病毒性心肌炎。治疗上得透毒外出，疫毒不除，心悸难安。

长久持续的熬夜，对心脏是非常不好的。动则生阳（《黄帝内经》中说烦劳会使人的阳气张亢），静则养阴。睡眠时整个机体的能量消耗都在下降，心脏的跳动频率也下降。如果长久持续的熬夜，心脏就会持续地快速跳动，得不到休息，于是会见心力衰竭。不良的情绪刺激，会严重影响五脏平衡。

引起心悸的原因有很多，但不外是虚而心失养；实则病邪扰心，心脉不通。但虚和实多见相兼，比如痰湿内阻会造成心脉不畅，但心脉不畅则心脏必定失养。《难经》中对于治疗心脏虚损性疾病提出了“调营卫”的思路，营指阴润方面，卫指推动温化的一面。心主血脉，血是气的载体，气行则血行，血行则亦载气而行。虽说心靠血养，但血中之气，更是血行的动力。所以治疗心悸等心脏病，一定要以调营卫为核心根本。因营出于脾，卫出于肺，养营在于健运脾胃，促进脾胃对食物能量的消化吸收（运化），养卫在于补肺气，气足则能使血有所统。如果见心脏病只知道用活血化瘀药治疗，这是治不了病的。因为活血化瘀药（除当归、鸡血藤等极少数的几个药）都有耗气伤血的副作用。现在市场上“活血化瘀＋芳香开窍”为组方思路的中成药，是针对心脏病的应急治疗，而不用作长久治疗。很多心脏病心悸的患者，越吃活血化瘀药，病情越严重，就是耗伤了气血，使心失养而衰。

肺朝百脉，主治节，辅心而行血。如肺气虚则心无力行血，肺病会直接影响心脏的功能。但肾为气之根，见邪气上逆（如水气凌心、虚阳上浮，体内的水和阳气是人体必需的，逆乱则成病因，因此正转变为邪）多为肾气亏虚无力摄纳，治疗严重的心脏病，还要考虑到肾不纳气的根本性问题。治疗心悸，不能以金石重镇来乱治（时下中医治疗心悸，动不动就用龙骨、牡蛎、磁石等重镇药治疗，初起有一定效果，但重镇损脾有碍中焦运化，时日一久则气血亏虚）。

有些心悸患者的西医诊断为期前收缩、房颤等，用西药治疗效果并不理想。患者见水邪扰心仍用甘露醇利尿，越利尿患者病情越重。这是因为西医的理论中没有“元气”这一生命基础物质的概念，只有针对症状的缓解治疗，而在缓解症状的过程中，人体的元气在快速的耗损。

病案 1　钱某，女，73 岁。患糖尿病三十余年，肺心病二十余年。天气稍降温则气喘、胸闷、心悸、不能平卧，医院诊为心包积液、期前收缩、房颤、慢性心力衰竭，B 超显示心脏肥大。2011 年深秋着凉，病情发作到医院急诊，症状缓解后出院，但心悸不时发作，夜眠不安。患者到笔者门诊部治疗，前医主要用甘

露醇和强心针治疗。见患者形体偏胖，面暗稍浮肿，下肢水肿明显，按之凹陷。尿不畅，大便黏糊样，腰酸痛，颈椎增生，头晕肢麻，纳差，神疲无力。舌暗老多津，脉弦涩而沉。看似症状复杂，其实只是肾虚无力气化，水气上逆而已。治疗当运脾固肾、疏利三焦。

处方：生黄芪，苍术，厚朴，焦三仙，茯苓，桂枝，葛根，菟丝子，狗脊，补骨脂，炮附子，泽泻，郁金，丹参，石菖蒲。

治疗当天心悸缓解，夜里能平卧而睡，先后治疗半年多时间，一切安好，血糖指标也下降了不少，医院检查期前收缩、房颤已愈。

中老年患者群体常同时患有多种慢性病，从病机上看，主要是机体老化，治疗当以补养为主，在急症处理后，缓缓地调补，这是治疗的根本。很多患者，长期服用西药治疗，服用半年中药便觉得时间太长，这样的思想观念不转变，病是很难治愈的。

病案 2　某男，50 岁，因债务问题而心悸、失眠。服安眠药则人没精神不能干活，服中药又见胃纳不佳胃脘痞胀不适，口苦，咽干。2014 年患者到横店找笔者治疗，见其面暗色斑，神疲气短，舌淡暗瘀斑成片，舌苔厚腻，脉沉涩弦浊而偏数。这是气郁不舒而化热为患，治疗以疏通气机为要。

处方：郁金，石菖蒲，丹参，苍术，焦三仙，党参，茯苓，紫苏叶，半夏，黄芩，当归。

嘱患者平时自己用手指按揉内关、鱼际、百会、足三里、太冲诸穴，按揉前涂少许风油精，按揉后再涂些风油精在穴位上。治疗数日一切安好。虽事情没有解决，心里还在纠结，但不再失眠、心悸。

便　秘

便秘是临床常见症状，指排大便的次数少（正常人每天排便 1 次，便秘者至少 3 天排便 1 次），同时见大便质地异常（如大便干结、黏稠、水糊状、先排出的部分硬后排出的部分软等）、全身性症状（如神疲无力、心烦、失眠、腹胀、畏寒、头痛、胃痞、咳喘等）。

对于便秘，切不能认为大便干结不通才叫便秘，更不能一见大便不通畅就乱用大黄、番泻叶等促进大便排泄的药治疗，而要根据大便的质地、气味、颜色、全身伴随的症状来区别便秘的病机。

但不论怎样说，便秘总是由身体的气化不利造成，这是一个核心问题。

对于中医的气化，很多人（特别是初学中医者）会联想到五苓散和桂枝，五苓散是针对人受寒后气化不利造成小便不畅的病机，所以用辛温的桂枝来温阳发散，用渗下来利尿，使尿液外排。所以不能机械地将处方中加桂枝理解为“促进气化”。

关于中医的气化问题,《黄帝内经》中提及很多。

“膀胱者，州都之官，津液藏焉，气化则能出矣。”

“三焦者，决渎之官，水道出焉。”

《黄帝内经》讲到膀胱和三焦是主人体内水液的气化功能，并且历代注家一直都从膀胱和三焦的角度论述气化问题，于是造成后学者将气化问题理解为是三焦和膀胱的问题。但对于三焦的理解，则是有论述而无实际性的应用。另外对于水化成气的问题，

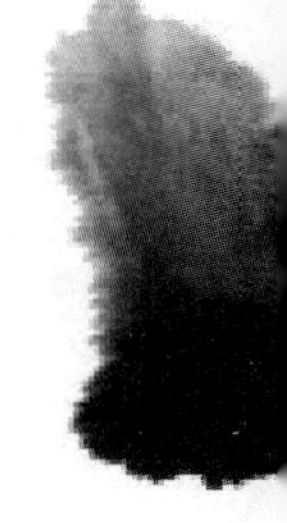

《黄帝内经》以地面的水湿被太阳蒸晒成为空气中的水汽，后来形成云，再化成雨水，于是出现了用桂枝促进气化的专用药。

但对于气化的问题，一在于气，二在于化，从膀胱和三焦来看，都是化，而没有讲到气的问题，膀胱藏津液，要气化才能出，但人体的气化是怎样形成的，还有哪些脏腑参与了气化功能的形成等问题，暂且没有得到合理的解答。

如果仅是膀胱和三焦主气化，那么《黄帝内经》中所讲的“大肠者，传道之官，变化出焉。小肠者，受盛之官，化物出焉”，难道大肠和小肠的这一功能不是气化的结果？

对于气化的动力，主要理解为肾中阳气的蒸腾作用，比如唐宗海理解为“肾中之阳，蒸动膀胱之水，于是水中之气，上升为津液，气着于物，乃化为水，气出口鼻为涕为唾，游溢脏腑之外，则统名津液，实由肾阳蒸于下”。《伤寒杂病论》中针对阳虚水溢的真武汤用附子来振奋肾阳，五苓散用桂枝温散寒邪进行比较，这是很好理解温阳化气，促进体内水湿的外排，这些都是促进气化的表现。

可是气化的原动力在哪里呢？这个问题不弄明白，只会用温阳药，这是不可取的。另外我们再从《黄帝内经》中的其他理论来看。

“饮入于胃，游溢精气，上输于脾，脾气散精，上归于肺，通调水道，下输膀胱，水精四布，五经并行，合于四时，五脏阴阳，揆度以为常也。”

“味归形，形归气，气归精，精归化。精食气，形食味，化生精，气生形。味伤形，气伤精，精化为气，气伤于味。”

“五气入鼻，藏于心肺，上使五色修明，音声能彰；五味入口，藏于肠胃，味有所藏，以养五气，气和而生，津液相成，神乃自生。”

可以看出，气化的原动力在于肾，但得靠肺对自然清气的吸纳，脾胃对水谷食物能量的摄取，才能使肾中元气充足，才能维持身体正常的气化功能。所以对于气化的理解，切不能片面地理解为用温阳药，更不能把“温阳利尿”与中医的气化画等号。

实际上，中医的气化与西医的新陈代谢是同一个概念，都是全身性参与，而不是单纯指某个器官的功能。

人体的气化功能正常，得有以下前提：一是充足的元气（维持生命的物质）；二是五脏功能正常；三是身体气机运转的道路要通畅。这三方面是一个有机联系，充足的元气、气机运转的道路通畅，五脏才能正常工作；五脏功能正常，又能促进物质的补充。

可以这样理解，一切疾病都是气化功能失常的结果，一切治疗方法都是为了促进气化的正常。因此，治疗便秘并非单纯用导泻药，而要从气化功能的角度考虑便秘的成因并进行有针对性的治疗。便秘是虚证方面的元气不足（比如气虚便秘、阳虚便秘、津亏便秘、血虚便秘等）；五脏失衡（比如脾虚清阳不升、肺失宣肃导致大肠失调、肝气郁结的疏泄不利等）；实邪阻滞气机的通畅（比如气滞、血瘀、食积、火结、寒凝、湿阻等）。上述三方面是相互影响的，临床治疗时切不能盲目对号入座，比如阳虚之人易见湿阻和瘀滞；火热会伤津致结，治疗时要攻热散结还要补益津液；湿阻会影响脾的升清和气血通畅。因此纯实便秘者少，纯虚便秘者也少，多以虚实夹杂为主。

虚证便秘

便秘是大便结闭在体内不能及时正常的外排，邪实是一方面原因。但如果元气亏虚则五脏功能就会失常，大肠的排便功能会下降，所以便秘一定要考虑到虚证（特别是长久性的便秘，多以虚证为主），治疗时千万不能见便秘只通便，否则会使人的元气越通越虚。

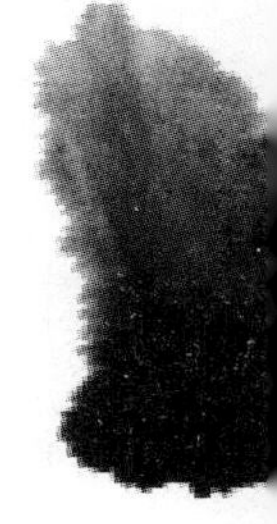

气虚便秘

精气是生命的基础物质，人活一口气，气旺则身体强健；气虚则身体功能下降，易生病；气散则死亡。因此，只要见有气短、神疲、懒言、四肢困乏无力、脉弱等气虚症状明显的便秘，一定要以补气为主。气虚便秘表现为排便困难、便后人见汗出，严重者大便后见胸闷气喘（因为大便时气机随大便下行，使胸中气不足才见气喘）。笔者认为治疗气虚便秘，不能等到病情加重才来补气，而是一见气虚的症状就要补气。

病案 胡某，女，18岁，杭州人，学生。一次秋季运动会后开始便秘，先是两三天排一次大便，渐渐地越来越严重，到了冬天则要七八天才会有便意，心烦，夜不能寐，面部痤疮。患者到医院治疗痤疮，医生用清热解毒药和大黄等通便药治疗，导致便秘更加严重，时常要十一二天才会大便，大便干结，心情更加急躁，时不时地会彻夜不眠。2015年正月，笔者到杭州，患者家长叫笔者一诊。见患者舌尖红有芒刺，舌中部和根部则色淡，并且舌中部和根部的苔白厚腻，脉沉弱而见弦涩，面部痤疮（以额头为重），月经后期十来天，经前小腹疼痛，月经有血块。人易劳累，多语则神疲无力、四肢困软。

本案患者，病因在于运动会运动太过，使气随汗脱，加上秋季自然界的气机下降，使脾胃的运化功能受损而内生痰湿。痰湿阻滞中焦脾胃，气机升降道路阻塞，于是上焦之火不能下潜，上焦浮火久郁则见脸上长痤疮；上焦之阳不能下潜温通下元则见月经后期、推动乏力则大便不畅等症状出现。冬天大寒季节，再误治以清热泻火（气），使阳更虚，痰湿更重，气机就更不通畅，大便也就更闭结。大便干结，在于气虚不能生阴血以润肠，痰湿阻滞化热而伤津造成。因此得以清宣肺气、运转脾胃、降气潜阳为治疗核心。时逢月经将至，加大温散瘀血，以利月经外排。

处方：杏仁，麻黄，生黄芪，党参，厚朴，姜半夏，茯苓，枳壳，肉苁蓉，桃仁，当归，威灵仙。

处方中以杏仁、麻黄宣通肺气；生黄芪、党参、厚朴、姜半夏、茯苓、枳壳补气运中；肉苁蓉养肾。其中黄芪、麻黄合用以补气升提气机，杏仁、厚朴、枳壳、茯苓、桃仁等药伍用则降气。患者虽说伤津而肠燥，但用药不能过滋腻，得以润而不腻的药为上，所以用杏仁、桃仁、肉苁蓉、当归大队润药通之。

患者药后痛经大减，大便亦通畅，晚上能安睡。月经干净后，脸上的痤疮退大半，再以上思路根据月经周期变化用药，治疗月余，一切正常。

本案患者见舌尖芒刺、心烦、失眠、脸上痤疮、大便干结等症状出现，极易误诊为津亏火热，而用清热通便来治疗。舌尖芒刺、心烦、失眠、脸上痤疮这些症状表明有热，但全是上焦之热。如果仔细分析舌中部和根部苔厚腻，舌的中部和根部舌质是淡，脉象沉弱，人易劳累，多语则神疲无力，四肢困软这些情况，就可以知道病之根本是气虚湿阻为患，热集中于上焦是因为中焦失运生痰使上焦的浮阳不潜造成，所以治疗不能清热，而是要疏运三焦、运中潜阳。本处方中重用生黄芪 100 克，就是为了补气，肺主气，又与大肠互为表里，肺气足则气和津液得以正常输布，由是大肠有津可润；气机升降有序，则大肠蠕动加强而有利于排大便。大便正常则上浮之火为之下降，于是脸上的痤疮不治而愈。

记得 2016 年，金华一友人的女儿亦是额头上长了很多痤疮，笔者见患者脉沉弱，叫她吃补中益气丸，数天痤疮便消失。去年笔者女儿因读书劳累见额头上长痤疮，吃了些人参粉，痤疮退大半。因此见上热，不能动不动就用清热降火来治疗，而要考虑气机的运转。见大便干结，也不能只谓为津亏有火，而要考虑津液的输布功能，很多身体肥胖湿阻之人也见大便干结的便秘。

阳虚便秘

病案 1 某男，2010 年夏天行手术，术后见便秘。外用开塞露治疗，但出院后还是见大便干结不通，不用开塞露则见小腹胀满大便不通。中医学谓为手术失血，使大肠失润，于是用润肠通便药治疗无寸功。转治数医，都以润肠通便为治。2010 年冬天患者到横店集团医院找笔者治疗，见患者面色萎暗，脉象沉弱几无，四肢不温，严重畏寒。舌淡胖，舌苔水样滑，舌边齿痕，舌面瘀斑甚多。这是明显的阳虚证，阳虚则气化不利，从而内生湿邪；手术后必有留瘀，血失阳温则滞而瘀，所以舌面瘀斑。治疗得以补气温阳为主，分消湿瘀为辅。

处方：生黄芪，党参，干姜，炮附子，菟丝子，茯苓，泽泻，姜半夏，厚朴，当归，川芎，桂枝，生姜。

1 周后患者来复诊，自诉服药后半小时见肠蠕动明显加强，排气甚多，排出软润大便。

夏天阳气外浮，身体内在的阳气变弱。俗话说“冬吃萝卜夏吃姜”，夏天吃姜在于温中。夏天手术，一是病房的温度低，二是手术后必定会用抗生素输液预防感染。手术过程中人体的阳气会随流血而耗损，加上输液治疗马上就生内湿，湿邪阻滞气机，大肠就失运，从而便秘。手术会伤气血，也会伤阳。孤阴不长，孤阳不生，阴生阳化身体才能正常。医生见大便干结，考虑到手术后不能用大黄等药攻下，便用润药来润肠，这是只养阴，而没有温阳。虽说处方中也用到了温阳药肉苁蓉，但肉苁蓉的温力不够，所以效果不理想。笔者直接用四逆汤加桂枝、生姜，使阳气速补速通，于是原来滞留于体内的湿邪就得到运化，气机通畅，大肠不用润药而自润，因此便秘得以解决。

病案 2　某男，88 岁，严重便秘，大便干结，曾看过很多名中医，效果平平。因为笔者和患者的儿子关系不错，一次对方说起他父亲的便秘问题，笔者叫其父亲来诊室。见老人形体消瘦，舌淡暗而无苔，舌上有裂纹，脉象弦涩结代，胃口不佳，不时口腔溃疡。问诊得知患者患慢性支气管哮喘、心力衰竭、前列腺肥大，天气稍转凉就见咳喘胸闷，夜尿频。

笔者见前医处方全是杂方，处方中有止咳药、补气药、化痰药、活血药、利水药、养阴药等，唯独没有温阳药。患者舌无苔有裂纹、形体消瘦、大便干结、口腔溃疡等症状并见，的确很像精亏肠燥的表现。可是患者舌质淡暗，这是阳虚的表现，加上天气稍降温就咳喘，更是明显阳虚的佐证。老年人必有精亏，但阴阳互根互用，纯用阴药不用阳药，使体内的津液不能运化和输布，从小便而走，所以吃了很多润养的药，人反而见消瘦；舌上无苔、舌面裂纹，是津液不上承而失养；口腔溃疡是虚火上浮造成的，阳气要下潜，得有阳药为向导才能纳阳归元。

笔者用运脾温肾、宣肺通经为治。

处方：党参，紫苏叶，枳壳，姜半夏，肉苁蓉，锁阳，菟丝子，桑白皮，当归，桃仁，杏仁，生大黄。

处方中重用党参、肉苁蓉、锁阳、菟丝子、当归等温润药，因为老年人虽见阳虚，但对于此种情况，还是不用附子、干姜、肉桂等燥药为好。生大黄仅用 3 克，在于降气。

精亏便秘

精亏与阴虚不同，精亏指的是肾精亏虚，比如精亏之人会见明显的肾虚症状（如耳鸣、腰酸、腿软、脉细弱等），阴虚指的是体液缺少（阴虚之人一般不会见肾虚的症状，而是以口干渴、心烦、发热、脉细数等症状为主）。在治疗上也不一样，补精之药，多以质地滋腻为主，如熟地黄、枸杞子、阿胶之类。中药学上虽说巴戟天、鹿茸等药也有养精的功效，但精为阴物，得有阳化，纯阴之药治疗精亏则起不到阴生阳化的效果，所以得用阳药来温化阴药，才能达到补精的作用。治疗上以滋养为主，而不以温药为主。阴虚的用药，多以甘润而不滋腻为选择，如沙参、麦冬、百合、生地黄等药，但阴虚日久会导致精亏。

病案　某女，82 岁，便秘十余年，见大便性质正常，只是没有便意，六七天才想大便。平时头晕眼花、腰膝酸软、耳鸣、视物模糊。2010 年春天因外感去看医生，西医觉得患者年迈而推托

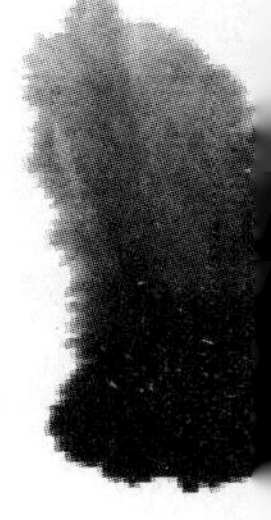

不治，找中医亦如此。患者的儿子在金华经营农家乐，时值笔者和几位朋友到患者儿子的农家乐吃饭，得知笔者懂中医，于是请笔者一诊。见患者脉象革象而偏数，稍重取则无力。舌淡偏暗，无苔。问诊知患者胃痞不运、心中烦闷、夜眠不安，已六七天未排大便。此是下元亏虚无力促排，治疗当润养下元，辅以疏散外邪。虽说见胃痞不运，但亦是因下元亏虚、大便阻滞，使气机不能通降引起的虚热上扰。

处方：熟地黄，枸杞子，肉苁蓉，杏仁，当归，枳壳，厚朴，紫苏叶，桑叶。

次日家属来电话，告知患者药后微微有些汗出，大便随之而通，心烦亦随之而愈。笔者嘱其将原方去紫苏叶，再加党参进行巩固治疗，并嘱此方可作为患者平时保健的处方。此后患者以调整好的处方时不时地服用以调身体，精神好转，耳鸣、腰酸等症状亦渐渐消失，视力亦见恢复，排便正常。

精亏便秘的治疗，要以滋养为要，不能用通便药强行通便。肾主前后阴、司二便。不仅是小便要由肾气来促进气化才能外排，大便亦一样。对于精亏的患者，时下颇多，比如手术后失养、产后（或流产）失养、长久熬夜、性生活过度等，都会造成精亏。

阴虚便秘

阴虚和精亏的成因有所不同，精亏大多是一个渐进过程，而阴虚则会在短时间内形成。比如外感发热、汗法太过、运动汗出太过等都会使人伤阴。魏长春说西医用输液治疗外感发热是“急救其津”，也就是说输液对于津液亏虚之人来说可以起到急补体液而达到养阴的目的，而不能起到养精的效果。

病案 某妇，26岁，产后感染高热，经医院治疗后发热已退，但见乳汁缺少、口干渴、心烦失眠、大便干燥而闭结。因为婴儿缺乳找笔者治疗。见患者脉象细数无力，两颧潮红。舌红、舌尖芒刺、无苔。治疗当以甘润养阴补气为上。

处方：党参，麦冬，五味子，桑叶，当归，益母草，菟丝子，生大黄，生地黄，肉苁蓉，枳壳。

用生大黄在于降气（笔者对于大黄的应用，一般情况下是为了降气，而不是为了通便。生大黄用于通便是针对火结，量要重。而一般的气机不降，则少量用之，一般用 3 ～ 5 克，并且同其他药一起久煎）。桑叶在于宣通肺气，桑叶虽说是解表药，但要看煎药的时间和用量。比如针对风热外感用桑叶，煎药时间要短，而用于宣通肺气，则多和其他药一起久煎。对于便秘的治疗，要考虑到肺气宣通的问题，特别是外感病中常见，有时表邪不散，见大便结闭治疗时只要大便一通，人体的气机亦随之而通，会见微微汗出而外邪自解；而外感后期见大便不通，单纯用通降药治疗便秘，效果往往不明显，只要加一味宣通肺气的药，大便就会排出。所以对于肺和大肠互为表里这些重要的中医基础理论，在临床治疗时一定要重视。本案患者药后大便通畅，睡眠亦随之好转，数日便见乳汁增多。

五脏失衡便秘

五脏系统的功能正常才能使人体气血充足、气机运转正常，人才能健康，一旦失衡则气机紊乱而生病。

便秘的病位在大肠，大肠的功能与五脏的功能密切相关。肺和大肠互为表里，肺气不利失于宣肃则大肠功能亦会不正常；肾为先天之本，主前后阴，司二便，肾虚则二便失司而大便异常；肝为一身气机的萌发点，肾中元气全赖肝之疏泄才能为身体所用，肝气郁滞则阳气下陷不能升发，一身气化由之失常，大便亦为之失常；脾主升清、主运化，脾虚则内生痰湿，胃不能通降，身体的气机升降就失常，大便也由是失常。所以治疗便秘，不能把目光局限在大肠的功能上，而要着眼于全身。

从临床上来看，引起便秘的五脏失衡主要有肺气不利、肝郁气陷、脾胃不和、肾虚失司等问题。

肺气不利

肺气不利，最常见的就是外感病。肺为一身之表，患外感病肺先受之，如肺气足则有力抗邪，咳喘、发热等外感症状明显；肺气不足者感受外寒则见肺气郁闭不宣的胸闷胀痛、背痛、胃脘痞痛、小腹胀痛等症状，发热、咳喘等外感症状反而不明显。肺气不利，大肠的功能会受影响。常见外感后外感症状不明显，而是见便秘，治疗上只要用枳壳、厚朴、当归、紫苏叶等药，理气运中，再稍加些许生大黄（3～5克），配合针刺鱼际、天枢、足三里等穴位，再把腹部正中线（任脉）涂些风油精揉一揉，不一会就见排气，大便得通，微微出汗后外感自解。

对于体虚之人患外感，不一定会见明显的外感症状。治病要审两方面，一是元气的充足程度（因为一切治疗手段都建立在元气的基础上），二是病邪的轻重程度。如体健病重治疗重点在于攻邪，邪去则正安；如体虚邪重，则以扶补为上，稍稍散邪；如体虚严重，治疗则以急扶元气为上；如体虚邪轻则攻补相兼。《伤寒杂病论》中的麻黄汤（主要在于攻散寒邪）、麻黄附子细辛汤（扶阳的基础上攻散外寒。麻黄汤中虽有炙甘草和桂枝扶阳，但麻黄汤是针对患者体健外邪重，而麻黄附子细辛汤，则是针对阳气受损的程度远远超过麻黄汤，因为处方中用附子救阳，这两个处方针对的病情是明显不一样的）、桂枝汤（针对体虚邪轻，整个处方是偏补的，处方中只有生姜、桂枝辛温发散，而不用麻黄，另外处方中还用了芍药、大枣、炙甘草，从用药的攻补比例上可以看出是以扶补为主，稍稍散邪）、四逆汤（阳气大亏的急速扶阳）。所以外感不一定会见发热、咳喘等症状，出现发热、咳喘等症状，也不见得是外感病，还要参合脉象等其他体征才能确诊。

2016年冬天，天青坑小李村长的妻子见胃痞胀不运，笔者诊为外感风寒，服用生姜糯米酒而愈；正月里又见背胀痛，诊为外感风寒，一样服用生姜糯米酒而愈；到了4月初，天气转暖，见小腹胀痛，同样诊为外感风寒，一次服用4包午时茶颗粒后痊愈。因为她家在水库旁，水库附近风大、空气湿，虽说天气转暖，但阳虚之人还是不耐寒湿，用午时茶颗粒可散外和内。又有一个2岁的小孩，家长带小孩出去玩，过了2天见小孩还没有大便，便打电话向笔者请教，家长告诉笔者小孩流清涕，笔者叫家长给小孩一次服用2包午时茶颗粒，药后小孩微似有汗出，肠胃蠕动而排大便。

病案 某妇，65岁，素患慢性支气管哮喘、慢性肾炎。半个月前因洗澡受寒见病情加重，大便结闭，于是患者自己在处方中加了10克生大黄，没想到大便没有通畅，反而见胸闷、呕逆不得卧，于是急找笔者治疗。患者脉象弦涩有劲，舌淡暗胖，水样滑苔。自诉气喘、胸闷、胃痞胀、大便结闭已有六七天，手按小腹见疼痛拒按。此为肺气失宣、水液输布不利引起的水气凌心（心力衰竭），治疗当运中宣肺、通利水道。患者不知医，见便秘自行在处方中加生大黄，反使阳气更伤，气化更不利，肺气更不宣，于是大便结闭更加严重。

处方：生黄芪，厚朴，苍术，石菖蒲，紫苏叶，茯苓，当归，炮附子，桂枝，泽泻。

嘱患者自天突穴到中极穴，在整根任脉上都涂些风油精，再用手掌揉腹部。患者经过内外结合的治疗，药后不到2小时就见肠鸣且排便，当天夜里就可以平卧且安然入睡。本案患者虽见便秘，治疗却要以攻水宣肺、疏通三焦气机为主。

肝郁气陷

生闷气，是日常生活中很常见的事，一生闷气则肝气不能疏泄，中焦脾胃气机由是滞结。俗话所说的“生气气饱了”，就是指生闷气引起的脾胃功能下降，见脘腹痞胀不适。肝升则脾运，肝

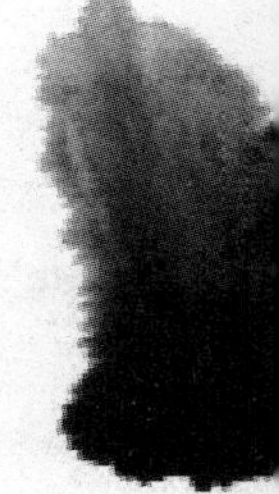

郁则脾失运，胃由是失通降，大便也就不通而见便秘。现在很多高中生面临高考，压力巨大，多见大便不畅，就是因为肝郁气陷，使消化功能下降。对于这样的便秘治疗在于疏肝理气，不能用通便药，否则会使气机更陷。

病案　某男，13岁，因考试成绩不理想被家长训话，次日见胸闷肋胀、胃脘痞胀、口苦思呕等症状。过了1周，症状加重，大便不通。因家长与笔者认识多年，听笔者讲过很多中医知识，见小孩大便不通，自行到药房买了中成药麻仁丸给小孩服用。药后大便不见通畅，胸闷肋胀、胃脘痞胀等症状更严重。家长见此急来电话询问。

处方：小柴胡颗粒2包、保和丸20粒每次，每日3次。

内关穴、膻中穴、中脘穴涂风油精按摩。治疗1天见心胸舒畅，腹中转气而大便得通。

脾胃不和

人活一口气，人体气机升降全赖脾胃的升降功能来运转。肝郁会使脾胃功能失常，但脾胃的功能失常不一定全因肝郁所引起，比如饮食过饱，超过了脾胃的运化功能，也会直接引起脾胃功能失常。

病案　某男，46岁，平时好打麻将，患颈椎病，见头晕、肢麻、四肢无力、神疲气短、胃脘痞胀、便秘（大便六七日一行，刚开始排的大便干硬，后面的则细软，最后的大便则见水糊样，这样的大便中医称为“虎头蛇尾”），舌淡偏胖，苔薄腻，脉沉弱而偏数。这是脾虚胃强的脾胃不和，治疗当调和脾胃。

处方：生黄芪，党参，厚朴，陈皮，姜半夏，当归，葛根，桂枝，狗脊，菟丝子，生大黄。

1剂药则大便通畅，去大黄、桂枝，加黄芩、干姜。治疗半个月，一切均安。但患者好打麻将，其脾胃不和是因打麻将久坐少动，使脾胃失运，如不减少打麻将的时间，以后还会反复。

久坐不动对脾胃的运化功能极为不利。有人说笔者治病好补、好运脾。中医治病哪有什么好不好的，不外是因为笔者多诊治久治不愈的疑难病患者，这些患者心情郁闷、元气虚弱，以脾肾两虚、气血失畅的病机最为多见。

实邪便秘

实邪指的是病邪充于体内，使人体的气机失畅，气化不利。引起便秘的病邪有热结、寒结、食积、瘀血、气滞、痰湿阻滞等。以实邪为主的病情易出现实邪便秘，病邪实不一定是纯实证，体虚也会见大实，所以治疗上攻邪得猛，但要时时考虑元气的虚实。如体虚则在补养的基础上攻邪。

实邪很多，这些病邪往往不是单一出现，而是会相互影响。比如寒结，多见瘀血气滞，血遇寒则凝，寒结在内，血行必不畅；血为气之母，是气的载体，血瘀则气亦不行，因此治疗寒结一定要考虑气血和畅的问题，而不是见寒则用温治疗。痰湿阻滞，会影响气机的通畅和血行，这些问题在临床治疗中，一定要仔细的分析。虽说病邪之间会相互影响，但总有一个侧重点，治疗要针对重点病邪，并兼顾因主要病邪所引起的其他病邪。

热结便秘

热结便秘，临床上记录得最详细的莫过于《伤寒杂病论》的承气汤证，病情表现为一派实热，治疗上在于用寒药攻下。到了清代，随着医者对温病的深入认识，身体内热会耗伤津液，于是在承气汤的基础上加清热养阴药，变成养阴通下。

《伤寒杂病论》奠定了中医的辨证论治体系，虽说是一部半成品，但确实开创了辨证的先河，对中医的发展影响巨大，注家也很多，由是导致现在很多医家一见便秘起手就用承气汤加减治疗。

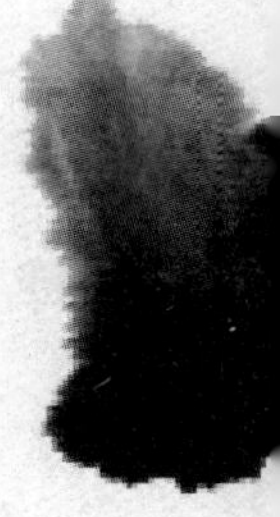

要知用寒凉攻下药治疗，必定会损伤人体的阳气，使元气耗伤气机下陷。如果患者元气亏虚而见热结便秘，攻下太过，会形成坏证。记得 2010 年金华某医院用承气汤治疗 1 例中风患者，患者见高热、昏迷、大便闭结不通，经过承气汤攻下，患者反见冷汗暴流 1 年的亡阳虚脱证，后来温灸小腹，再服大剂独参汤才使患者转危为安。

所以对于攻下法的应用，历代名医都很谨慎。如《伤寒杂病论》载“伤寒呕多，虽有阳明证不可攻之”“阳明病，心下硬满者，不可攻之。攻之，利遂不止者死，利止者愈”“若汗多微发热恶寒者，外未解也，其热不潮，未可与承气汤”这些问题，虽说见阳明有热证，但见呕是胃气不和，攻下则伤胃气；心下满硬，是脾虚不运，攻下则使阳气下陷而下利；外邪没解也不能攻下，攻下则使外邪内陷。阳明病是指热证，但热还没结而见大便结闭，是不能用寒凉攻下的。

对于是否可用大承气汤攻下，要先用小承气汤试下效果，如“若不大便六七日，恐有燥屎，欲知之法，少与小承气汤，汤入腹中，转矢气者，此有燥屎，乃可攻之；若不转矢气者，此但初头硬，后必溏，不可攻之，攻之，必胀满不能食也。欲饮水者，与水则哕。其后发热者，必大便复硬而少也，以小承气汤和之。不转矢气者，慎不可攻也”，其中“初头硬，后必溏”说明热结没成，还不能攻下，如果误用攻下则伤脾见“满胀不能食”。

要到什么程度才能攻下呢？书中说“阳明病脉迟，虽汗出，不恶寒者，其身必重，短气腹满而喘，有潮热者，此外欲解，可攻里也，手足濈然而汗出者，此大便已硬也，大承气汤主之”，可见内热结明显，并且程度严重时才能攻下。如果内热结不是很严重，如“阳明病，不吐不下，心烦者，可与调胃承气汤”“若腹大满不通者，可与小承气汤，微和胃气，勿令大泄下”，则用调胃承气汤或小承气汤微微通下即可。

虽说攻下法要慎用，但热结见便秘还是要攻下的。不攻下，热邪不除，对身体元气的耗损就不会停止。攻热结是为了保津液，对承气汤的治疗是“急下存阴”，但切不能过用，大便一通就要停止攻下。

临床上，技术不纯熟的医生很难断定何时可以用攻下法来治病。但现在可以用开塞露外治通下，如果感冒发热数天，热不退，大便不通，用开塞露通便即可，这是一种变通之法。2008年，笔者姐姐的孩子外感发热见便秘不通，笔者用开塞露为其通便，再服用中成药小柴胡颗粒，大便一通则热退病愈。开塞露外用通便，治疗产后、术后、久病、老弱年幼的患者是很有意义的。

寒结便秘

“热则寒之，寒则热之”的热病用寒药，寒病用热药，这是治病之要。热结便秘用寒凉药治疗，寒结便秘则用温热药治疗。在隋之前治疗寒结大多用巴豆，但巴豆泄下太猛，剂量很难掌握，泄下太过易导致死亡。到了唐代孙思邈则用“温热药 + 攻下药”的组方思路治疗寒结（《千金要方》中关于此组方思路的处方很多，笔者治疗以寒结为主的大肠癌、肠梗阻等疾病，多采用孙真人的思路，效果很好，并且安全）。

寒结与阳虚不同，寒结不一定见阳虚，阳虚患者也不一定会见寒结。寒结指寒邪内结的邪实证，阳虚是阳气不足的阳虚证，一虚一实，有本质的区别。所以治疗上也不一样，治疗寒结用的是辛味能通能行的药，治疗阳虚则以咸温、甘温等药为主，如果阳虚并见寒结，则并治。

病案　某女，21岁，体胖，面色淡暗，痛经，月经后期，经期延长，月经血块多，便秘（见便质软，便意少，六七天大便一次），舌淡青，脉沉涩，两尺无力。平时人见神疲无力。此乃宫寒痛经，用桂枝、艾叶、干姜等温热药治疗，效果平平。2009年患者到金华文荣医院找笔者治疗，得知月经将行，行经期间是排邪的最佳时机，用温通以攻寒结。

处方：红花，当归，威灵仙，桃仁，生大黄，干姜，菟丝子，生黄芪，半夏，益母草，枳壳。

药后月经至，排出大量瘀血块，大便亦通畅。月经干净后，用补养气血药调补，此后未再见痛经和便秘。

食积便秘

食积中焦，气机升降不利，则气化不利而易见便秘。虽说食积不一定会见便秘，但很多食积会并见便秘。如果食积日久，虽没见便秘，治疗上也多以化积通下为主，使积滞一攻而通。

病案 某男，55岁，农民，因过食油腻而便秘，大便黏滞不爽。平时见口苦心烦，睡眠不踏实，多梦，胃痞，不时嗳气，有臭馊味。舌红苔腻，脉沉涩浊而数。此为食积化热，治疗当以化积通滞。

处方：苍术，厚朴，焦三仙，半夏，茯苓，干姜，生大黄，藿香，川芎，枳壳。

嘱患者先服药3剂，后再抓3剂药，把药烤到极干、微焦，再研成粗粉，每次空腹取药粉1小匙用开水冲服，每日3～4次。患者服药1剂见大便通畅，便质转硬而滑，药粉治疗后数年没见便秘。

瘀血便秘

血为气之母，瘀血内阻则气机不利，于是大肠失运而见便秘。比如产后、术后、外伤者等，多会见便秘。手术后、产后患者多因气血两亏、大肠失润而便秘，但有些患者分娩或手术后就持续便秘，吃了很多补药体质还是亏虚，这主要是因瘀血内阻造成。瘀血内阻则新血不生，越吃补药则气机越不通畅，新血越不能补养。因此对于瘀血内阻的一切疾病，一定要化瘀（瘀血严重则要攻瘀，比如《伤寒杂病论》中的桃核承气汤就是针对瘀血化热严重，使瘀血通过大便外排，随之热邪得以祛除）。瘀血是旧血，旧血消，新血才能生。很多治疗妇科崩漏的药方，纯用炭来收涩止血，要知出血必有留瘀，瘀血不去，久留化热，下次崩漏更严重。所以对于有瘀血见症的便秘，一定要化瘀。

中医的瘀血，内容很广泛，并不是单纯以见身体某处有瘀青才叫瘀血，而是一切血行不畅都称为瘀血，这类似于西医血流动力学中的微循环障碍。比如糖尿病、痛风这类血液浓稠的疾病，治疗时一定要活血化瘀；慢性肾炎的核心问题在于肾脏的微循环障碍；慢性胃溃疡是胃部血行不畅使胃体的自我修复能力下降，治疗上也得参以活血化瘀。

病案 王某，女，28岁，产后失养，全身筋脉疼痛不已，天气稍热则见烦热难耐，天气稍转凉则畏寒肢冷。便秘，六七天一行，便质时硬时软，神疲无力，腰膝酸软，不时偏头痛，夜眠不安，纳差不知饥，口干渴。舌淡胖，苔偏腻，舌边齿痕，舌面见大片瘀斑。面暗多色斑。颈椎痛，不时手麻。本案病情看似复杂，其实是虚、瘀而已。

处方：生黄芪，党参，苍术，厚朴，苏叶，姜半夏，益母草，当归，红花，水蛭，菟丝子，狗脊，泽泻，巴戟天。

嘱患者月经期间不停药，在月经期间排瘀外出。患者治疗过程中，月经期间果真排出大量瘀滞物，面上的暗斑褪大半，身体觉得轻松了很多，大便由原来的六七天一行，变为两天一行。按上思路出入治疗3个月，一切安好。

气滞便秘

引起气滞的原因很多，如情绪波动、生活习惯改变、饮食结构不当等，都会引起气滞。气滞不一定是肝郁，但肝郁则必会引起气滞。比如饮食太过会使胃中气滞，阳虚者食寒凉冷物会使肺胃气滞等。而肝郁则大多与情绪有关。

气滞便秘，主要是大肠气滞，治疗上在于理气通肠为治。

病案 某女，23岁，失恋后暴饮暴食，不到10天，体重增加了3千克，并且大便全无，胸胁及腹部都胀满难受，但还想吃东西。夜里不眠，心烦，不时四肢发抖。2013年来笔者处治疗，见患者脸上数粒红色痤疮，舌红苔厚而偏干。脉象沉涩数而有力。讲话时口中气味臭而难闻。这是胃中积热太过，胃中越热则越想吃东西，失恋造成情绪压抑而脾虚不运，于是人见胖，便秘。治疗得以化积通腑、疏肝理气为主。

处方：柴胡，郁金，黄芩，大黄，焦三仙，川芎，姜半夏，莱菔子，厚朴，枳壳，益母草，当归，丹参。

针天枢、内关、足三里。针后不到2分钟见肠中转气而排气，留针过程中每3～5分钟捻针刺激，不到20分钟，患者排便，身体马上轻松。数日后月经至，排出瘀血甚多，体重下降了2千克。

痰湿便秘

病案　某女，因便秘而服通便药，反而见体重增加，便秘愈加严重。中医又治以通便药治疗，便秘更加严重，一般要十多天才排便，大便干结，每次排便时出汗，并且身体更加肥胖。2015年患者到横店找笔者治疗，见患者身高1.6米，体重85千克。面色淡暗，舌淡胖，水样滑腻苔。笔者叫患者把手臂放松，轻捏患者的上臂（如果患者是气阳两虚的肥胖，上臂一般都很松软）。脉沉弱无力而偏弦涩。这是因为过服通便药损伤阳气，阳气伤则气化不利，于是痰湿内阻，气机失畅造成肥胖和便秘。气机失畅，津液不能正常输布，于是大肠失润而见大便干结。治疗要补气温阳、化痰利湿。

处方：生黄芪，炮附子，生姜，厚朴，石菖蒲，益母草，川芎，紫苏叶，茯苓，泽泻，木通，桂枝，菟丝子，当归，姜半夏。

治疗1周，患者大便未见明显好转，患者心急，复诊时问笔者可不可以在药方中加大黄。笔者见患者治疗1周，形体已经开始见瘦，告诉患者不要急，如果想效果更好，可以在腹部涂些白花油按揉。揉腹部的方式，以脐为中心，顺时针转9圈，再逆时针转9圈，这样反复地按揉，可以稍用力，每次10分钟，一日2次。患者三诊时，见形体瘦得较明显，患者自诉经半个月的治疗，体重下降了近5千克。觉得乳房胀，应该是将来月经。笔者在补气温阳、化痰利湿的基础上，加重活血攻瘀药的用量，针合谷、三阴交、委中，全用泄法，强刺激。患者经期排出大量瘀滞物，还有很多膜样物。行经七八天还没见干净，患者又急，笔者问患者月经还有没有血块，患者回答有血块。继续攻瘀治疗，数日后月经干净，体重下降了4千克。此后患者两三天排一次大便。又治疗近2个月，都是在月经期间攻瘀。患者体重明显减轻，只是微胖而已，但大便已正常。

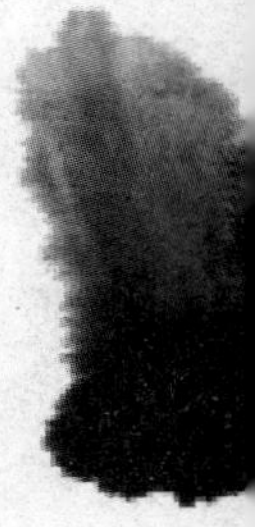

腹 泻

腹泻又称泄泻，指大便次数增多，大便稀不成形或水样的症状。

引起腹泻的病因很多，外感、疫毒、情绪、饮食、寄生虫、久病等因素都会导致腹泻。虽说腹泻的病因很多，但病机都是因脾失健运，大肠传导亢进，水湿下趋而成。因此，前人讲“泻下是湿”是有一定道理的。

对于腹泻的鉴别，主要从便质、气味、排便感等方面进行区别。便质方面，有完谷不化、水糊样便、清水样便、脓血样便、柏油样便、泡沫样便等。大便气味，有无气味、馊臭味、恶臭味等。排便感异常，有肛门灼热、里急后重、肛门坠胀、排便不畅、大便失禁等。

完谷不化指的是大便中有没消化的食物（严重时会排出完整食物），此乃阳虚为患。人身体气化要有阳的动力，也要有阴的物质基础。阳虚则气化不利，胃不腐熟食物，水液不能代谢，于是吃进去的食物就随之外排。完谷不化的大便多无臭味。气阳主升发，气阳两虚之人，气机下陷，大多会见肛门坠胀，治疗重点在于补气温阳，收涩止泻。另外，还要加些许风药以促进气机升发；水糊样的大便，主要是湿邪为患，大便气味不重是寒湿，臭气重是湿热。湿热为患，多见里急后重（下腹部不适，很想解大便，然而又无法一泄为快），但湿邪日久的治疗，单纯祛湿效果不好，因为肾气亏虚无力气化才生湿，所以治疗的重点在于固肾温阳，祛湿反而为辅；清水样大便，主要从气味上来区别寒热，如果大便气味不重是寒，恶臭则是热，比如《伤寒杂病论》中的“承气汤”证，讲到的“热结旁流”，也是水一样的大便。但寒证大便量多，而热结旁流大便量少；脓血样便，主要是热毒为患，热邪化毒与未化毒是大不一样的，热邪未化毒，肠道多未受损，而见脓血样便则说明肠道已经受损，如痢疾、肠癌。所以热结与热毒是不同的，治疗方法也不同；柏油样便，主要见于上消化道出血，如胃出血；泡沫样便，指的是排出的大便有一些气泡沫，这是外感病为主，是外感病邪入里的表现，需内外兼治，不散外邪腹泻不愈，如喻嘉言用“败毒散”治疗外邪陷里而导致的痢疾（柴胡、羌活、独活、生姜、薄荷、前胡治外，川芎、枳壳、茯苓、桔梗、人参、甘草、生姜治内。这样内外同治，疏散表邪，表气疏通，里滞亦除，其痢自止）。但大便有泡沫有寒热之分，治疗上不能都用喻氏的败毒散，比如偏热可用《伤寒论》中的“葛根芩连汤”加味治疗，热重可加蒲公英、白头翁、秦皮、厚朴、木香等。另外，对于腹泻和痢疾的治疗，《张氏医通》所论颇详，可以参阅。

有虚要补；久泻要固要养；气陷在于补肾升提；邪重在于以祛邪为要，不能止泄，如用收涩药止泄反而留邪不出，加重病情，治疗以通利为主，用通利法治疗腹泻，主要是针对实邪，中医上称为“通因通用”。这是腹泻辨证治疗的大体方法。

虚 泻

虚泻指患者元气亏虚无力固涩大便的腹泻，虚泻有新久之分。不见得久泻就一定是纯虚，而新泻就一定是纯实。虽说是虚泻，纯虚者少，多以虚证为主，同时兼见实邪者。因为久泻一定属虚，这是必然之理，但虚中夹实多见，比如肠癌、慢性痢疾等见腹泻，就是虚中夹实；而患者素来体虚，再遇某种致病因素引起腹泻，虽说是新泻，但因患者体虚，治疗新泻也要补，否则会久泻难止，更损元气。

腹泻与便秘一样，都是人体气化功能紊乱。有人会问“便秘可以说气化不利，那腹泻和气化又有什么关系？”尿和大便同样是人体气化外排的产物，人受寒尿不出用真武汤、五苓散、苓桂术甘汤等温阳利水药来治疗，谓为“气化不利”，那么肾气亏虚的尿频、尿失禁、遗尿、尿崩等排尿次数过多的疾病，难道不是气化的问题吗？

因为气化是维持生命的根本，治病是为了恢复气化而保命。所以，不论治疗什么疾病，如果连“气化”（新陈代谢）这个问题都没弄明白，就说技术如何高明，多不可信。

虚泻从病情方面分析，一是气机下行，二是虚不能固涩，所以治疗虚泻在于补益升提、固肾涩肠。但久泻多虚多瘀，所以对于虚泻的治疗，还要考虑气血的和畅问题，常见有些人久泻数年，多方治疗不效，也有些药方思路对证，但不效的原因在于没有考虑到虚中有瘀，气血不畅，使吃进去的补益药不能周运全身，气化功能不能提升，所以无效。

泻下伤阳为主，所以虚泻多以见气阳两虚为主要见证，阳虚则多挟湿邪。但也有因久泻伤阴的，所以对于虚泻的治疗不能过用温燥药，即使见湿也不能化湿太过，以免伤精。

气虚腹泻

气主升发，气虚则身体气机升发不足，由是下陷；气虚则气化不利而生湿邪，湿性趋于下，所以气虚腹泻，多见挟湿，治疗当以补气运中为主，治疗气虚腹泻见湿邪当以燥化芳化为主，少用渗利药（在气虚腹泻中应用渗利药，主要见舌苔水滑样的明显水湿之邪，但也是中病即止，不能过用，因为渗利药的药性下行，腹泻也是气机失升，过用反使气机更陷）。气为血帅，气虚则无力运血，从而瘀血内生，因此治疗气虚腹泻加活血药要适当；血为气之母，血滞则气滞，所以治疗气虚腹泻还得配合理气药。

病案 史某，女，产后2个月，因为月子里受外感，出汗过多而伤气，见腹泻不止，去某医院治疗，以为是肠道感染行抗生素输液治疗后，腹泻更甚。于是求治于中医，中医治以补气收涩药，腹泻止，但见腹胀难受，胃口全无。中医又治以消食宽中理气，又见腹泻反复，并且乳汁量明显减少。2010年冬天找笔者治疗，见患者脉浮弱，稍用力按则脉空空，两尺无脉。神疲气短，动则汗出，腰酸软，舌淡，苔稍腻。此为气虚不固，因两尺无脉，这是肾气亦亏，治疗当补气与固肾相结合方为治本之道。此种脉浮是虚而不固造成气机外越，不能当作外感来治疗，气不足则升提无力，所以腹泻不止。

处方：生黄芪，党参，仙鹤草，石榴皮，狗脊，菟丝子，补骨脂，炒山药，陈皮，厚朴，紫苏叶，当归。

1周后复诊，患者告知用药1剂见腹泻止，其他症状也明显好转，现已无不适，只是乳汁量少。见原来外浮之脉已内潜，于原方中加枸杞子巩固治疗。

该患者的病机很简单，不外是产后伤气，只是初以抗生素输液治疗，导致伤气更重。前中医的治疗思路是正确的，但因没有考虑到气血的畅行问题，所以药后见腹胀。见腹胀只要在原来的处方上加些许理气调血药就可以，但却治以消食理气，使稍有些恢复的元气又消耗，于是又见腹泻。笔者用生黄芪、党参、仙鹤草、石榴皮、菟丝子、补骨脂、炒山药大剂补气固涩药收涩气机，再加一味紫苏叶升提气机；另加陈皮、厚朴、当归调理气血。二诊时再加一味枸杞子以养精，使精足生血而乳汁有化源。

阳虚腹泻

阳虚为气虚之甚，气虚日久会发展成为阳虚。特别是素体阳虚之人，再遇外寒的腹泻，则会马上转化为阳虚腹泻，如不及时温阳，腹泻日久则损元气之根本。

病案 某男，农民，夏天野外劳作，因口渴饮山涧冷水后水泻不止。医生诊断为肠伤寒，输注大量生理盐水和葡萄糖，另外对症治疗。治疗3天无寸功，急转院到金华市区某医院治疗，又治疗2天，效果平平，患者胃口全无，纯见水泻，大便无臭味。家属见此叫笔者去诊治。见患者面色苍白，四肢冰凉，两眼深陷。舌淡暗无苔，脉沉弱几无。此是阳随水脱，治疗当回阳救逆。急速温敷小腹关元、气海等穴位以固涩阳气，并用手指按摩头顶百会穴升提气机。

处方：生黄芪，党参，干姜，炮附子，补骨脂，炒山药，陈皮，当归，生姜。

药后腹泻渐止，但人还是神疲无力，此为泄脱元气，补益元气得有个过程，又住院1天，患者腹泻止，见精神好转，考虑到经济问题而出院，带1周量的中药回家煎服以巩固治疗。

人之生命与自然一理，夏天阳气外浮，身体内阴气重，再加上野外劳动，热能外散，身体内的阳气更不足，此时服山涧冷水，使中阳速伤，于是造成水泻不止。用药上干姜和生姜并用，在于温中散寒。生姜和干姜同是姜，但作用大不相同，生姜走而干姜守，走则散寒化湿，守则温中。

对于本案的治疗，切不能用渗利药，即使见水湿，亦不能用利尿药来渗利，而要以补气温阳为主，促进气化，疏通气血，使体内的水湿之邪自化，如果再用渗利药来利尿，患者阳气更伤，病情更重。有人见叶天士说“通阳不在温，在于利小便”，便以此治疗，要知叶天士所说的利尿通阳，是针对湿温病。湿温患者，因为湿邪阻滞了气机，人体内的阳气不能外达，见四肢不温，用利小便的方法，水湿之邪一去，则阳气外通，是针对邪盛，而不是针对本虚。

精亏腹泻

精亏腹泻是肾精亏虚的腹泻，多见于久病或久泻之人，治疗上不仅要温阳，还要养精。

病案 某男，65岁，每日排水糊样便3～4次，已有近20年，久治不愈。形体干瘦，舌暗老，苔薄，脉沉涩无力。对此病情，治疗当阴阳并补。

处方：炒山药，党参，生黄芪，菟丝子，黄精，枸杞子，干姜，巴戟天，补骨脂，苍术，厚朴，陈皮，当归。

治疗半个月，效果平平，但患者见舌上有苔，舌质转红，亦不见原来的苍老样。原方减黄精、枸杞子，再加炒山药，每剂用炒山药达100克。又治疗半个月，腹泻渐止，治疗1个月后，患者体重增加1.5千克，面色转红润。减炒山药用量，加黄精和枸杞子，患者未再腹泻，又治疗近20天，患者体重又增加1.5千克。

本案治疗，初以黄精、枸杞子两药养精，因药过腻，所以效果不理想，后改重用炒山药治疗，大便见止。可见养精之要，初治之时不能过用腻药，得以党参、山药、菟丝子等润而不腻的药为上，等到病情好转，人的气机运转得利，才能加腻药养精。

另外，对于糊样便，如厕后见大便粘在马桶上很难冲掉，很多人谓之为湿邪，以利湿来治，反而见病情加重。这是因为利湿药伤了阳气，气化不利，水湿内阻更重。现在很多单味中药（或食物）的功效被过大的夸张，如体内湿浊重的人自行买薏苡仁煮粥吃，湿邪没见减轻，反而更重，这就是因为过服利尿药伤了阳气，阳气不足，体内的湿邪更不能化。因此，对于长久性的大便黏滞或水糊样便，一定要从肾论治。肾气足则气化足，虽见有水浊之邪，也应在固养肾气的基础上酌加利湿药。肾主气化，脾主运化，水湿之邪的气化之本在于肾，但运化之制在于脾，对于黏便或糊样便的治疗，治标的重点不是利湿，而是燥化和芳化健运脾胃。

邪实腹泻

邪实腹泻与邪实的咳嗽、呕吐等一样，都是身体自我保护的一种自然反应，即将体内不好的物质排出体外。如《伤寒论》中讲到伤寒数日，后来见腹泻而病愈，这是身体功能逐渐康复，促使体内的邪浊外排，从而病愈。还有《伤寒论·太阴病篇》讲到"太阴之为病，腹满而吐，食不下，自利益甚，时腹自痛，若下之，必胸下结硬"，这种腹泻其实也是身体自我保护的表现。因为人受寒后，中焦失运，影响水谷的消化和排泄，阻滞在体内的水谷和食积是病理产物，所以人见吐、泄，就是为了把体内的病理产物外排。

对于邪实的腹泻，治疗上有人会问："这是机体的自然保护，那么治疗上通因通用，再用排泄药促进大便外排，把病邪祛除，病不就好了？"对于这个问题，要看身体元气的虚实，如果身体元气足，可以用通法进一步快速把病邪外排，但是如果身体元气亏虚，就得扶补元气，比如上述《伤寒论·太阴病篇》的腹泻，就得用温阳法来温中才行。因为患者是受寒后伤了阳气才引起中焦失运的腹泻，如再用下法排便，就会更伤阳气，中焦更不运，而发生"胸下结硬"。而对于承气汤证中所表现的热结旁流，也是见下清水样的恶臭大便，如腹泻一样，这是热邪内结得很严重，治疗得及时把体内的热结解决才能保津液，所以用大承气汤攻下通便。

人死亡不外是因极虚和极实。极虚是元气亏虚到极限，见"五脏绝"；极实是见病邪大实到极限，使人的气化功能崩溃而死。所以不论是中医还是西医，治病总是见虚用补，见实用攻。比如癌症化疗（攻邪），要先做一些体检，如果白细胞计数太低则不能化疗，这代表人体的免疫力（元气）不足，不能攻邪。中医治病也一样，体虚得补，不能再攻；邪实得攻，不能再补，如《黄帝内经》中所说的"虚虚实实"。但疾病纯虚少，纯实也少，多是虚中见实，实中夹虚，所以要根据身体元气的虚实和病邪的轻重进行扶正攻邪，处方（不仅仅是用药治疗，还有运动处方、针灸处方、饮食处方等）中的攻补比例适宜，治疗效果便理想。如果治疗过程中，见邪只攻，不审实中夹虚，一味地攻邪；或见虚不审邪实，只蛮补，这样的治疗效果往往不太理想。另外在治疗过程中，即使医生的处方已经很对症，但患者的运动、情绪、饮食、起居等诸多因素都会直接影响治疗效果。

寒结腹泻

寒性趋于下，受寒则伤阳，《伤寒论》中的太阴病，见腹满、食不下、时腹自痛等症状，说明不再是单纯的阳虚，而是邪实明显。书中虽说用理中汤（人参、干姜、炙甘草、白术），但理中汤中所用的人参（其实是党参）、炙甘草、白术，这三味药都是滞而不通的，对于寒结的治疗能温阳，但不能疏通气机，所以对受寒后胃脘不胀的腹泻治疗效果并不太理想。记得2011年冬天，北方有一民间中医，十分推崇《伤寒论》，其朋友吃喜酒后见胃脘痞胀、呕吐、腹泻等症状，套用理中汤治疗，患者诸症反而更严重，于是问笔者为什么没有效果。北方的冬天冷，屋里都有暖气，酒后人身体的毛孔开泄，到室外后，气温骤降，于是外寒就进入体内。且吃喜酒，都是大鱼大肉，食积中焦，遇外寒则见中焦失运，所以见胃脘痞满、呕吐、腹泻等症状，治疗不能用温中，而是要温运散邪。教对方用生姜代干姜、苍术代白术、炒山药代炙甘草，再加厚朴、焦三仙、半夏、当归。患者一药而愈。

笔者平时会饮些酒，2018年正月较冷，笔者住在天青坑，有时为了给患者煎药要摸水，也是酒后受寒，见腹泻。一次去小李村长家里吃饭，因为她老婆受寒见背痛，叫他弄生姜煮糯米酒治疗，笔者亦喝了两杯，酒后不一会儿，见腹中转气，肠蠕动加快，排气后腹泻即愈。有次笔者开车去杭州，因为天气已经较热，车里更是闷热，笔者开着空调，下了高速后，车速在60千米/时以下时，笔者把车窗打开，于是受寒，夜里腹泻，服用两支藿香正气水后，一药而愈。

寒结腹泻的大便气味多不太臭，主要是见腥臭味为主。如果腹泻成水样并且大便腥臭（腥味不重）治疗重点在于温。但有的患者大便有馊臭味，这是明显的食积，寒积为泻，治疗就得温化中焦食滞。

寒结腹泻很常见，特别是在天气火热的夏天，喝冷饮会直接受中阳而生内积；吹冷气易受寒而腹泻（有的患者还会见很明显的太阴病），治疗以温散为主。特别是江南多湿，夏季常见雷阵雨，大地被太阳晒得很热，一阵雨下来，水气马上充满整个空间，所以治疗时还要考虑到湿邪和寒邪互结，藿香正气水、午时茶颗粒等湿散药，都是很理想的选择。

湿邪腹泻

湿分寒热，寒湿之泻治疗当温化寒湿，湿热则清热利湿。

上述的寒结腹泻，虽说寒结多挟湿邪，但也不见得所有寒结都挟湿邪，并且寒结腹泻，主邪是寒，不是湿。而寒湿腹泻主邪是湿，所以治疗上还得以化湿为主，温阳为辅。如果温阳太过，反使药热与体内的湿邪相合成湿热，病情变得更复杂。

而湿热腹泻，要区别是湿重还是热重，还是湿热并重。

病案 1 某妇，金华人。一次在户外淋雨，见腹泻不止，大便清糊样，四肢不温，一身尽痛。回金华后急来笔者处诊治，见患者脉沉弱而见涩浊，两尺几无。舌淡暗，水样滑腻苔。这是寒湿内阻，治疗得温阳化湿，因受外寒，还需宣肺外透。用喻嘉言的“逆流挽舟”思路，但用药上以温化发散为选。

处方：生黄芪，生姜，紫苏叶，苍术，茯苓，炮附子，补骨脂，当归。

药后患者微微出汗，诸症随之而解，腹泻亦止。

病案 2 某患者，饮冰啤酒食小龙虾后见肛门坠胀难受，腹泻不止。去医院诊断为急性肠炎，经治疗后病愈，但此后稍吃辛辣食物就见肛门坠胀、腹泻。去医院数次后，诊为慢性肠炎。后来求治于中医，效果平平，如此治疗 1 年，还是不见好。后来笔者处求治，见前中医以黄连、马齿苋之类的药为主，湿热结滞在内，黄连性滞，不适合应用，香连丸中加用木香，就是用木香的疏通之性制黄连的滞。诊脉见患者体不虚，于是用一味地蜈蚣草治疗，取新鲜地蜈蚣草1千克左右，洗净，捣烂，再用干净纱布绞汁服用。患者服地蜈蚣草的鲜汁后，腹绞痛不已，不一会儿泄下大量黑绿色大便。感觉身体有些乏力，于是服用补中益气丸和香连丸。此后再未反复。

对于清热解毒药或清热养阴药的应用，如果有新鲜的，则用新鲜的药汁治疗，效果要好得多。鲜地蜈蚣草治疗痢疾、急性肠炎效果很好，一般一次即愈，这是笔者老家的民间偏方。20年前有一次笔者喝糯米酒（浙江的糯米酿的酒，称为黄酒或红曲酒，性湿热）吃辣椒，亦见腹泻伴肛门坠胀感，大便中见脓血，笔者母亲用地蜈蚣草绞汁给笔者服用，一药而愈。如找不到地蜈蚣草，用新鲜的马齿苋绞汁治疗，效果也很好。笔者治疗肠癌见大便脓血样，也会在辨证论治的基础上加一味鲜草药汁，但鲜草药汁不能和中药汁混合服用，要间隔1小时以上。

病案3　某男，15岁，患湿温，低热七八天在医院治疗不愈，家长带其来笔者处治疗。患者自诉大便一天六七次、量少、黏滞不畅，舌淡胖，苔腻，舌面上有数粒绛红的瘀血点（这是伏热），脉浊稍数，尿不畅，身体困乏无力。此为湿邪闭阻阳气，阳气不能外达才见身体困乏，湿邪黏滞，敛邪难散，治疗当分消湿热，叶天士所讲的“利尿通阳”就针对此症。

处方：生薏苡仁，茯苓，滑石，木通，厚朴，黄芩，紫苏叶，姜半夏，苍术，石菖蒲，补骨脂。

治疗2天，效果不是很理想，考虑是因输液太过伤了阳气，阳气伤则气化不利湿反更重。于是再加一味生姜温中散寒促气化。药后尿畅，大便转硬，体温随之而降。

先贤所说的“利小便以实大便”，主要针对湿泻，并以元气不虚为前提。切不能一见腹泻就用利尿药，因为利尿更伤阳气，阳气亏虚病更不能愈。

肝郁腹泻

肝为肾之门户，是一身阳气的萌发点，情绪郁闷则肝气不疏泄，于是阳气就遏于下不能升发，从而发生腹泻。对于肝郁腹泻的治疗，前人有“痛泻要方”（药用白术、陈皮、防风、白芍）。痛泻指的是见腹痛则泻，一天内数次。肝郁则脾虚，所以痛泻要方中用白术、陈皮理中；白芍平肝；防风升发气机以疏泄肝气。处方中白术、白芍合用能养阴，是考虑到泄后伤阴。但要知道，气机的升发在于阳气，用药过阴反不利于气机升发。至于说到痛泻，受寒见痛泻更多，不单是情绪郁闷。情绪郁闷的腹泻，主要以胃脘痞胀、胸胁胀痛、太息等症状为主。

病案 陈某，女，流产失养，月经紊乱，后又患严重的妇科炎症。一次与人争吵后郁闷成疾，见纳呆、腹胀、乳房疼痛不已，大便失调，时而一天大便十余次，时而1周无大便，时而会见痛泻，痛泻时身体发热。神疲、腰酸如断、面灰暗而长痤疮。此为肝郁化火，疏肝清透为治标。虽说患者流产后失养有体虚见症，但因标急，治疗当以治标为主，治本为辅。

处方：狗脊，杜仲，益母草，郁金，紫苏叶，肉桂，神曲，生麦芽，苍术，川芎，当归，红花，败酱草。

针刺内关、三阴交、太冲、中脘，泻法。治疗数天，诸证大见好转，腹泻也止，后再调整处方，加大补益之品，治疗2个月而安。

对于肝郁的治疗，多用逍遥丸的思路，或用大剂香附、枳壳等理气药为治，往往开始治疗时效果较好，时日一久反见患者精血大耗。比如治疗乳房增生疼痛，多以柴胡、香附、橘叶等理气药为治，患者开始治疗时效果很好，服药1剂就见乳房不再疼痛，但后来没效果，并且月经量也见减少，以至于两三个月才行经。这就是过用理气药燥血太过，伤了精血。

另外对于肝气郁结的治疗，一定要审脾胃的运化功能和血脉的畅行程度。气为血之帅，血全靠气的推动才能行。但反过来，血为气之母，血行则气也行。特别是郁久则血瘀，治疗时反而要用通血药行血，血行则载气而行，这就是行血以通气之理。本案患者郁结已甚，治疗如再过用理气药，不知运中行滞和活血通瘀，只会更伤精血。

针刺与中药的结合，对于气血郁滞的治疗，效果要明显的提高。针刺无补法，治疗的作用在于疏气机，所以针药要结合应用。

人是一个形神一体的有机整体，神志会直接影响肉体，肉体也会直接影响神志。如产后抑郁症，就不能单纯用心理治疗，还要用食药补养，促进五脏平衡才能治愈。张子和在心理治疗方面颇有建树，有兴趣的读者可以研读他的《儒门事亲》，另外古代也有很多心理治疗配合中药治疗的医案，如《古今医案》《名医类案》等书中常见此类医案。

疫毒腹泻

疫毒腹泻，可以理解为现代医学所说的肠道感染性疾病，指的是食用了有疫毒的食物造成急性腹泻，痢疾、肠伤寒、霍乱等导致的腹泻都由疫毒引起。

最早提出疫毒腹泻的医家是陈自明，他在《妇人大全良方》中载："又有一方一郡之内，上下传染，疾状相似。或只有一家，长幼皆然；或上下邻里间相传染；或有病同而证异；亦有证异而治同。或用温剂而安，或用凉药而愈。有如此等，是毒疫痢也。治疫毒痢者，虽当察五运六气之相胜，亦不可狎泥此说。且如运气相胜，岂毒偏于一方、一郡而独于一家、二家者乎？"并且陈氏对疫毒痢的治疗也进行了较详细的论述。

到了清代，名医王孟英将大量霍乱病例的治疗心得，整理成

《霍乱论》一书，把霍乱的病因、病机、治疗等方面的内容都进行了论述；而《重订通俗伤寒论》将疫毒腹泻的病因，主要归于水源。其中说到浙江本来就是湿热之地，夏天不时阵雨，下雨时山涧水急，饮用水会被污染。因为当时没有自来水，饮用水源被污染是很常见的事，人饮用了有疫毒的水就会引起肠炎腹泻。笔者在山村生活了二十多年，山林里不仅有草木腐烂之毒，还有虫蛇野兽尸体腐烂之毒，这些都是疫毒，都会污染水源。

南方较北方多发疫毒，主要在于南北方气候不同。将北方的《伤寒论》、江苏吴门的温病学和绍派的外感病学进行比较，北方的伤寒学主要论寒邪为病（王叔和的《伤寒例》未被世人所重视，导致温病学滞后千年），创“六经辨证”体系。吴门温病学则以“卫气营血辨证”和“三焦辨证”为体系，主要论述外感温热之邪。绍派对外感病的研究，基于伤寒与温病，绍派是以《通俗伤寒论》为主体所形成的一个学术群体，代表人物有何廉臣、曹炳章、徐荣斋等。何廉臣著《重订广温热论》《感证宝筏》，变化《伤寒论》成法，再给《通俗伤寒论》逐条勘证并加以发挥，使该书内容大增；曹炳章补何氏之未竟，增订《通俗伤寒论》中卷之下及下卷；徐荣斋著《重订通俗伤寒论》，用按语的方式将心得体会加入其中。研究方向为“六经统摄三焦”，提出寒温一统新论“以六经钤百病，为确定之总诀；以三焦赅疫证，为变通之捷径”。诊断方面望诊重观目，辨苔划分六经，首创腹诊；治疗方面辨证重湿，施治主化，用药轻灵；用药方面根据“越地卑湿、越人喜饮酒水”的习俗，选用质地轻清的芳香药、鲜品及药汁，还专设瘥后调理诸法，明确治养并重的特色。将外感病和内伤病融为一体。

疫毒腹泻看似是内伤病，但实由外疫经口入体而患病，并且疫毒的致病特点也与其他腹泻不同，治疗上更是大不一样。

疫病腹泻，不外是湿热之邪毒，但因为疫毒致病迅速，所以疫毒腹泻的发病特点是见患者有明显的感染体征和症状，比如发热（有还是高热，或高热所见的风动之症）、口渴、烦躁、神昏、抽搐等。

热毒炽盛

湿热毒邪结闭滞于肠胃，使热毒炽盛熏灼肠道。治疗以清热解毒为主，辅以凉血散结。

病案　吴某，男，庆元人。2002 年夏天，因饮食不洁而患腹泻，见肛门坠胀烧灼感，体温 38.5℃，口渴，心烦。于是到乡卫生院看西医，用抗生素诺氟沙星治疗，症状依旧，人反觉得没精神。因卫生院的医生是笔者的朋友，于是来电话询问，笔者叫他用鲜地蜈蚣草绞汁给患者服，另外针对肛门的重滞用西药解痉。药后不到 1 小时，患者体温渐渐下降，精神好转，腹泻亦止。

热毒内闭

病案　某妇，金华人。2011 年初夏食过夜鸡肉，腹泻不止，到了傍晚见体温升高，以为是感冒了，没有在意。到了夜里，体温更高，并有些汗出。凌晨时，呼吸急促，高热，四肢厥冷，大便自遗于床上，家人急送其到金华某医院急诊。医院诊为急性肠炎，给予抗生素输液及退热的对症治疗。次日晨患者体温下降，但到了中午，体温又升高，并伴抽搐、昏迷。于是加用清开灵、醒脑静等药进行治疗，但效果不理想，家属将笔者找来为其诊治。见患者昏迷，面色赤红，但四肢冰冷，用手按身体躯干的时间稍久则见体内灼热，不时抽搐。此为热毒结闭而成热毒生风，治疗当急泻热开窍。泻热效果之速莫过于针刺，笔者用输液针头刺内庭、委中出血，再针刺合谷、人中、上巨虚用强刺激的手法泄。

处方：水牛角，生石膏，马齿苋，黄连，黄芩，郁金，厚朴，枳壳，全蝎，知母，钩藤，生大黄，党参等药，煎汁通过鼻饲进药。

针药结合，患者体温正常，神志清醒。热盛伤津，但也会使

气阳随津而脱，但病情总是以热毒为患，虽见热退，但温热药不能过用，于原处方加一味菟丝子以纳阳气。

疫热之毒的腹泻治疗在于及时，并且治疗时药量要得当，果断下药，千万不能听信“轻可去实”的治法。轻可去实指的是用气味轻清之药，能宣通气机，而不是指用药量很轻来治疗危急重症。

疫毒腹泻最损人，因为泄下使人元气速脱，高热又更进一步耗损人体的能量，并且因为疫毒的作用，使人的肠道受损，已不再是单纯的其他腹泻，所以疫毒腹泻是一种急症，不能掉以轻心。

初治之时，果断重剂治疗，特别是应用大剂鲜药汁，效果很好，强于干药。对于治疗热毒疫腹泻，《伤寒杂病论》记载的白头翁汤效果不错，也是用重剂治疗，处方中白头翁 2 两、黄连 3 两、黄柏 3 两、秦皮 3 两。《伤寒杂病论》成书于东汉末年，汉时 1 两约等于现在的 16 克，2 两白头翁不算多，但再加上后面的 3 味药，总量就很大了，并且全是清热解毒和燥湿之药。不过对于肛门重滞的症状，白头翁汤的效果不理想，得再加枳壳、木香等通气药。

如果失治或误治，热毒会进一步炽盛，形成热闭心窍或热毒生风的危症。所以对于腹泻并见发热的情况，治疗一定要果断，不能拖延。中医学的汗、吐、下三法是速效攻邪三法，但也是损人元气的三法。攻病必损元气，这是必定之理。而疾病的泻下和发热，同样会使人体的元气快速耗损。

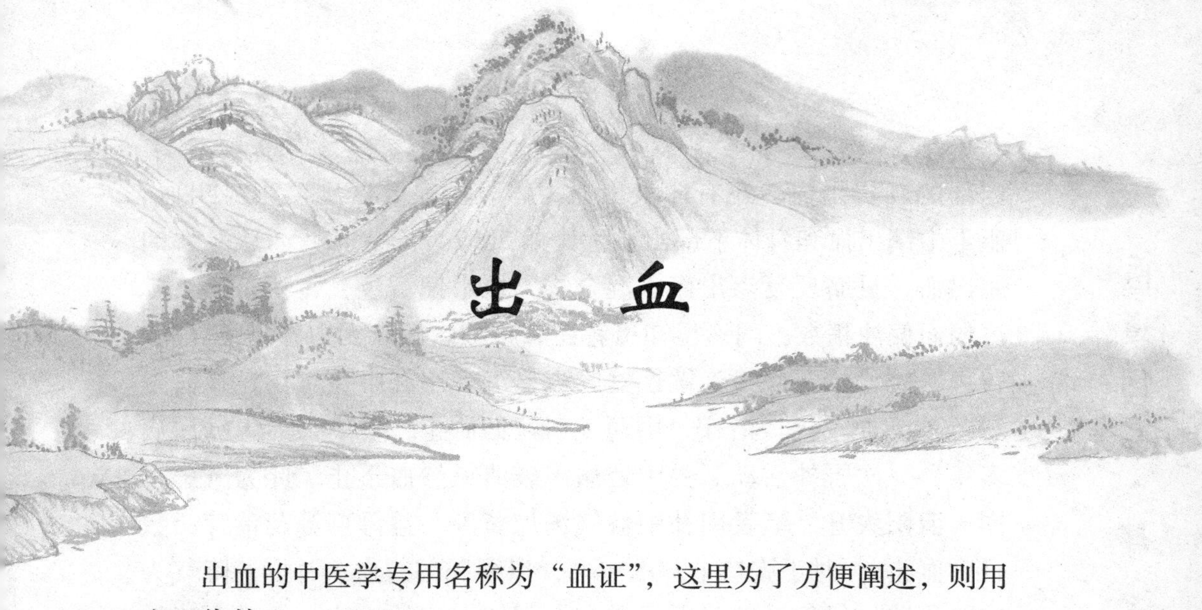

出血

出血的中医学专用名称为“血证”，这里为了方便阐述，则用出血代替。

出血指血液不循正常的血脉流动，可由五官、前后阴、肌肤等流出。对于出血病,《黄帝内经》中有血溢、血泄、衄血、咳血、呕血、溺血、便血等病名;《金匮要略》中有“心悸吐衄下血胸满瘀血病脉证治”的专篇论述；宋代严用和的《济生方》、刘守真的《素问玄机原病式》将出血的病机从“火”立论；明代的张景岳则在从“火”立论的基础上补充了气虚出血的病机；缪仲淳在前人的基础上提出了行血、补肝、降气治疗吐血的思路；清代唐宗海总结性地创立了止血、消瘀、宁血、补血的治疗四法。上述是中医治疗血证的发展史，世医多沿用，时下中医治疗出血病，多用“凉血药＋收敛止血药＋炭类药”的思路，用药上以生地黄、玄参、白茅根、仙鹤草、白及、茜草炭、地榆炭、棕榈炭、血余炭、荆芥炭等为主，临床上有效或无效。但有效的只是将血止住的短期效果，过些时间又见出血（或出血更严重)，再治以止血，一段时间后又出血，如此反复不愈。比如常见的妇科崩漏。

其实寒、热、虚、实、瘀血、痰湿阻滞等都会引起出血病，且病情很复杂。另外，人体不同部位出血的病因病机都不尽相同。因此出血的鉴别诊断，主要从出血的部位、血的颜色、出血量、舌象、脉象、患者的自觉症状和体征等方面进行综合判断。

出血的部位，分上部的头面五官出血，下部的前后阴出血，

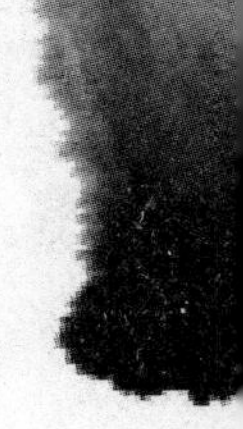

内部的肠胃出血，还有体表出血（体表出血要区别上半身出血、躯干中部出血和身体下部出血，比如2007年笔者治疗永康某女的脐出血，见脐反复渗出血水混合物，血水偏黄色，舌淡苔腻，脉沉弱而偏浊稍数。问诊得知患者还有腰酸、四肢无力、小腹疼痛。曾去医院诊治，确诊为慢性盆腔炎，笔者用补中益气汤、败酱附子薏苡汤加减化裁治疗，用药1剂就见血止。金华某男患糖尿病多年，一次野外活动后委中处瘙痒破溃见渗血不止，此为气虚不固、清阳失升，笔者用补中益气汤加黄芩、益母草等药治疗，数日后血止）。对于胸口上部的出血，以缪氏的行血、补肝、降气为主要思路，但这是针对上元亏虚，阳气上亢的治疗，如见血淡神疲的气虚不摄血，治疗得以补气降逆为主；脐以下的部位出血，多为肾虚不固、清阳失升或痰湿阻滞（比如妇科崩漏、慢性肾炎的尿隐血、痔疮等）。热性上扬，寒性下行，身体上部出血多以热邪或下元不固气机上冲为主；身体下部出血多以气阳两虚无力升发为主。但这不是绝对，也有气机下陷而见局部热灼血络而出血的情况，比如痔疮出血，病机的主体是气机失升，但痔疮局部久瘀化热而出血。也有气虚不能固摄的五官出血，比如久咳肺气受损的咳血，当与其他症状或体征一起综合判断。缪仲淳以平肝降气治疗血证是针对气机上逆的上部出血，那么我们反过来理解，下部出血的血向下行，是升清无力，治疗则要用升提法方能止血。

出血的颜色，是判断寒热瘀滞的主要标志。血色淡多为气阳两虚（稍见偏淡是气虚，若血色更淡则为阳虚），血色绛红为热，血色暗则分为热甚和寒甚（血色暗黑，并见舌淡胖、脉无力而沉迟，为寒甚；血色暗黑并见舌红芒刺、脉数则为热甚。有人谓“出血无寒”，这是自欺欺人，女性月经期见月经暗黑色、畏寒肢冷、小腹疼痛、月经半月或更长时间不净、小腹用热水袋外敷则人舒服，这种月经期较长的情况其实就是出血，不再是经期延长，而是属于漏证，病因是寒邪凝滞，应从月经前1周开始一直到行经三四天都用温通化瘀治疗，患者会排出大量暗黑色的瘀血块，月经干净后行补养治疗，下次月经再温化排瘀，如此两三次，月经再也不会淋漓难净）。

出血量的多少，主要用来区别邪重和正虚。病邪越重，元气越虚。所以对于出血量大的治疗，主要在于止血和补元气，因为有形之血不能速生，无形之气得速固，如大出血用独参汤，就是此思路。所以对于出血量大的治疗，一定要考虑到补益元气，而不是单纯地用炭类药收涩止血或用寒凉药清热凉血。比如有些多次流产或产后失养的患者，见血崩不止，再用寒凉的地黄等药凉血来治疗，病情反而更严重，这就是因为多次流产或产后失养的患者，身体亏虚无力升清，过用寒凉反而使气机更陷，于是血更向下流。因此见大出血，总是要以止血为上，留得一分血就保得一分命。但止血不是机械的用独参汤，也不是泥于所谓的止血药，而是要详审病机，比如内热炽盛的大出血，就得以清热泄热为治。

记得 2008 年冬天，金华某男饮白酒太过而见大量吐血，饭桌上一时没有药，于是笔者叫店老板取冰水给患者喝。冬天本就阳气内潜，再过饮白酒使胃中积热太过而血络受损出血，喝冰水止血，这与外伤局部冰敷的道理一样，以尊唐宗海的治血四法，止血为先。次日再用三七、生大黄以 2 ∶ 1 的比例混合研粉冲服治疗。

对于长期慢性出血，治疗上得谨守病机，针对患者的具体情况细调之。比如慢性肾炎的尿隐血，也是出血。慢性肾炎的主要病机是肾气亏虚，肾脏受损，肾气亏虚则无力升发和固摄，所以治疗以补气固肾为核心；血向下行在于气机升发无力，再酌加些风药以促进气机的升提；出血必有留瘀，治疗上一定要活血化瘀，使肾中血络的瘀滞化掉，隐血才能得到治疗。唐宗海治血四法中的止血，是针对大出血时的应急处理，对于长期慢性出血，则要针对病机进行综合治疗，如以补血、消瘀、宁血等治疗方法为连贯性的整体进行治疗。

另外，对于不同的出血部位，还要联系到具体的五脏，比如咳血是肺的原因，吐血是胃或肝的原因，便血是肠或胃的原因，崩漏是子宫的原因，尿血是肾或膀胱的原因，多组织多器官出血（如紫癜）多因脾虚不统血，因此治疗上得遵从不同脏腑的功能而治。

上部出血

上部出血，指的是人体胸部以上的部位出血，主要见咳血、吐血、鼻出血（中医术语称为鼻衄）、牙龈出血，另外还有我们肉眼看不见的出血，比如黄斑出血、中风脑出血。有人会说黄斑出血和中风脑出血，不是血证，但要明白，这也是出血，且是内出血，治疗还是一样的思路，不能按教科书的内容死记硬背。学习中医不能泥于内科、外科、妇科之分，更不能把这些疾病割裂，比如痰阻不孕，患者除了见不孕以外，还会见痰湿阻滞的诸多与中医内科学相关的症状。笔者将以出血为见症的各科疾病进行总结和归纳，是为了使读者更易理解，把中医学各科内容都有机地进行相互验证。

血从上出，是气机上逆。气机会上逆，有虚有实，虚在于肾气亏虚无力制约相火的火邪上逆；痰湿、瘀血、食积等有形之邪化热而使热气上冲。缪仲淳说治疗吐血用平肝降气，吐血是气机上逆，其他的血从上出，也是气机上逆，治疗原理是一致的。

咳血

病案1　2017年初秋，金华又燥又热，咳嗽的人很多，某男咳嗽近3个月，初起有痰，后来用力咳嗽而出些许黏滞的痰块，之后无痰干咳，最后见咳血，血色鲜红量少，每天早上起来时咳血严重，下午后则不咳血。患者在金华某名中医处治疗，效果不好，10月中旬患者到天青坑找笔者治疗，见患者舌尖绛红，舌中部和根部苔厚腻。脉沉弦而偏数。细问发病和治疗经过，原来患者因天气火热，过食水果冷饮导致。患者拿出前医中药处方，见所用之药均以麦冬、沙参、百合、百部、冬花等清润养阴药和止咳药为治。

人的生命顺应于自然，天气火热则阳气外浮内阳不足，患者过食生冷而生内痰，治疗当运中化痰为上，但因为天气燥热，医生不敢用燥药化痰，而以清润养阴为治，反使痰湿更甚。久之则痰湿化热，虽说用清润药治疗，但只会更助痰湿。“秋老虎”虽说火热，但天之气机已开始肃降，以清润降气治疗，气机更不得升，痰湿更不得消，因为气机升发，肺气才能输布水湿，这才是治痰之本，因天气燥热只用一路寒凉，过杀生气，是以久治不愈。治疗当以运中化湿，清肺固肾，使阳气下潜，肺不受扰咳血自止。

处方：生梨，百合，芦根，党参，厚朴，半夏，杏仁，桃仁，当归，茯苓，菟丝子，补骨脂，巴戟天，泽泻。

嘱患者平时按摩阴陵泉、太冲、太溪，数日后一切安好。

病案2 湖北某妇，患慢性肾炎，反复咳血，患者见舌淡胖，舌边齿痕，苔滑，脉沉涩浊。明显的痰湿阻滞。

处方：黄芪，党参，苍术，厚朴，泽泻，益母草，菟丝子，巴戟天，白僵蚕等药。

以固肾运中化湿治疗。患者因久治知医，见笔者用苍术燥药，大惊。笔者分析她咳血的原因是痰湿闭阻，上焦阳气不能下潜，痰湿化热灼伤肺络而出血，治疗当以化痰湿为上，痰湿去则气机升降道路畅通不滞，上焦之浮阳得以下潜，这样咳血不治自止。

咳血不全是因燥热，现在脾虚之人很多。脾虚则生湿，痰湿阻滞会化热扰肺，从而咳血。治疗一定要细审有无痰湿，如有痰湿不能养阴，否则越养阴咳血越严重。气机上逆的出血，总要使气机下降的道路通畅才行。有形之邪不化，气机不畅，病不能愈。

鼻血

病案1 某男，12岁，小学四年级。每逢考试必见鼻出血，到医院检查一切正常，看心理医生谓为抑郁症，心理指导无效。看中医谓为肝郁化火，但易数医亦无效。此为肝郁化火，火气上冲为患，前中医的诊断是正确的。但从小孩的实际情况来分析，是思、恐、悲三种情志混合为患。思则气结、恐则气泄、悲则气耗。治疗不能单纯用柴胡、香附等疏肝理气，否则气血更耗损，肝阳更上亢，鼻血更不能止。治疗当清肺肃气、平肝潜阳、补气固肾相结合。

处方：桑叶，菊花，党参，陈皮，白茅根，菟丝子，补骨脂，丹参，郁金。

治疗半个月，此后考试再无鼻出血。

病案2 2008年，某男，18岁，自诉5年前一次打架鼻子受伤出血后，就时常流鼻血，久治不愈。笔者见患者舌脉无恙，必是鼻局部久伤瘀血不化，治疗当把局部的瘀血清除才能愈。叫家长带患者去医院做CT检查，果真见鼻内局部有瘀血块，医生建议手术治疗，家长考虑到手术的费用问题，又回来找笔者治疗。

处方：水蛭，地龙，红花，桃仁等活血通络的中成药。

坚持服用2个月，此后鼻子不再出血。

对于局部有瘀血的出血，治疗一定要化瘀通络，如此案患者，汤药治疗和丸药治疗比较，选择丸剂效果较好。因为《伤寒杂病论》中关于瘀血久滞，就用大黄䗪虫丸缓攻的治疗思路，笔者移用于本案，使瘀血渐消而愈病。

病案3 某女，6岁，平时喜欢吃炸鸡，于是时不时地鼻出血，家长为此苦恼不已。此是食积化热为患。油炸食品本就具有湿热之性，小儿脾胃运化功能差，易生食积。胃为阳明多气多血之腑，一有积滞则易化热而气机上扰。考虑到小孩吃汤药口感不好，嘱家长少让小儿吃炸鸡，并去药店买些化积和胃的中成药，另外时不时地吃个梨子清肃肺气。此后小孩再无鼻出血。

吐血

病案 某妇，因一次过食烧烤后，见胃口不开，不时胃脘痞胀，平时不知饥，时常会见柏油样便，月经期间会吐出暗黑色血块，月经干净后，吐血渐止。医院检查一切正常。求治于中医，用收敛止血和活血止血药，效果平平。2009年患者到笔者处治疗痛经，见患者面色黧暗、肌肤甲错、唇紫暗、舌淡暗舌尖红，舌边大块瘀斑齿痕，舌苔薄腻，脉沉涩偏数。一派瘀血闭阻之象，问诊知患者月经将至，在月经期间攻瘀排瘀，是治疗瘀滞的最佳时机。

处方：桃仁，红花，当归，水蛭，牛膝，大黄，黄芪，香附，葛根，威灵仙。

患者药后月经至，见腹部剧烈疼痛，排出大量瘀血块，人见虚脱，整天大汗不止。这是笔者攻瘀太过造成的，急送一大支人参给患者服用，嘱患者攻瘀的中药不能停，直到月经颜色转红为止（当时笔者的技术远不如现在纯熟，虽在处方中用了黄芪、葛根，但因黄芪的用量不够才造成患者虚脱。2014年安徽高某来义乌找笔者治疗子宫腺肌症，笔者连续攻瘀2个月，因在攻瘀的同时重用补气药，故不见虚脱）。攻瘀三四天，月经突然干净，患者又害怕，笔者告诉患者这是瘀血尽而月经自止。见患者原来紫暗的嘴唇已转红，只是面色苍白，这是攻瘀太过造成的气血两虚。月经后大补气血，稍疏通之。补养十余天，患者感觉良好，面色也渐见转红润，月经将来之前在大补气血的基础上加些许活血通瘀药以促使月经下行，但患者行经之时不再痛经，也不再吐血。

本案患者因过食烧烤，热积于胃，使胃络受损而出血，血积于内，随大便下行则见柏油样大便。患者在行经时吐血，是因为月经下行之时，气机下陷，脾主升清，气机下陷则脾不能健运，胃中瘀滞不能运化下行则上逆而吐。治疗之初因瘀滞明显，所以在月经期间猛攻逐瘀以祛邪，使旧血去而新血得生，血才能循经而行，吐血自止。

黄斑出血

项某，高度近视，黄斑出血数次，久治不效。2008 年到金华找笔者治疗。笔者见患者面淡形体稍浮嫩，舌淡胖，舌边齿痕，脉沉弱而偏涩滞。此为脾虚不统血，笔者用补气运脾、活血化瘀为治。近十年来黄斑再未出血。

人体上部出血，虽说是气机上逆，但脾胃为气机升降的枢纽，脾胃失健运则生食滞痰湿，影响气机的升降，使上浮之阳不能下潜，这才是出血的关键原因。所以不能泥于缪氏的平肝降气之说。

脑出血（中风）

病案　胡某，男 71 岁，退休干部。患糖尿病、高血压病、冠心病、脑血栓等疾病多年，65 岁时中风经医院治疗得到控制，2013 年 71 岁时又患中风（脑出血、脑梗死），医院考虑脑梗死手术存在风险不建议手术，于重症监护室行甘露醇等对症治疗，但病情越来越严重，脑疝得不到控制，患者已处于昏迷状态。患者儿子找笔者为患者治疗，见患者发热，面红气喘，咽中痰鸣，四肢不时抽搐，脉象弦涩疾数而弹指，大小便不畅。病情危重，随时有生命危险，治疗得开窍降逆。急用针刺百会、十宣、水沟、合谷、太冲、委中、内庭，将这些穴位都刺出血，病情稍见缓解。

处方：生大黄，地黄，牛膝，泽泻，肉桂，菟丝子，石菖蒲，郁金，生石膏，水牛角，葛根，地龙。鼻饲给药。

药后又针内关、足三里（强泻足三里）。针药结合，患者大小便并出，诸症随之好转，能稍睁开眼睛，生命得到保障。

因为患者年过古稀，家属不打算手术治疗，叫笔者用中医治疗。次日再诊，见患者已苏醒，但不时昏睡，这是昨日体能消耗太过造成的昏睡，此时治疗，以消瘀降气为主，清热药不能太过，以免高龄之人元气不支。

处方：生大黄，牛膝，泽泻，肉桂，菟丝子，石菖蒲，郁金，葛根，地龙，党参。另加鲜竹沥液。

重症监护室里观察2天见病情稳定，转到普通病房，笔者又为其进行了三诊、四诊，患者先后住院1个月，出院时已能自己步行到医院门口并上车。

本案在治疗上，先针刺以泄热降气。用药上虽以清泄为主，但处方中用肉桂、地黄、菟丝子以固肾纳气是很有必要的，单纯的降泄不固养肾元，会使患者虚脱；另外还用一味葛根，这是在大降大泄大清之中使气机稍有升提，不至于降泄太过，同时还能引药上行于脑，更有利于治疗（笔者大师父陶广正教授治疗虚火上扰的失眠，也多于镇潜之中稍以升提，比如桑叶、荷梗、蝉蜕、葛根等药都是陶师治疗失眠的常用药。笔者取葛根，是因为其气味清轻能升发气机，并且葛根还有很好的通络效果，有利于本案患者的治疗。虽说本案是笔者拜师前的病案，但中医治病殊途同归，医理是一致的），所以不能见气机下陷就一路升提，见气机上逆就一路降泄，而要全面考虑疾病的实际情况。

脑出血是脑实质内血管破裂造成的出血，因为出血后血不能流出体外，就阻塞于脑部，形成脑疝（血水同源，血不利则为水。脑中瘀血闭阻，会使脑中的血水混合物充斥于脑中，使脑部的压力增大而形成脑疝）。此种情况的治疗，可尊缪氏的平肝降气法。但对于脑出血的病因，总是肾先亏虚于下，无力制约相火，而使血气上逆为患（叶天士、张山雷、张锡纯等名家论之颇详，可参阅。但这些名家不通针灸，所以对危症的治疗，还有些欠缺。张锡纯虽创镇肝息风汤治疗本证，但汤药治疗危症，煎药会耗费时间，服药后药物还要通过脾胃的运化才能起效，见效相对较慢），降气之速还在针灸（针以降泻，特别是刺血，以泻为降，应用得当，实能起死回生。如果是肾元亏虚者，还可以用针泻和温灸涌泉相配合，使阳气得纳于肾）。笔者在治疗病情危急的患者时，以针灸先保其命，再治以汤药。在汤药治疗的过程中，如有必要配合针灸，可针药结合治疗。如本案患者在住院治疗期间，都以针药配合治疗。

多器官出血

多器官出血指非单纯某一器官出血，常见疾病有紫癜、流行性出血热等。紫癜是内科杂病，而流行性出血热则是温热病。从临床上来看，紫癜主要以虚为主，而温热病的出血，则是热邪扰血，使血妄行。在治疗上，紫癜以补益为主，而热病则以清热为上。

对于紫癜的治疗，西医虽然理论很多，但实际效果不好。笔者治疗过数例紫癜患者，主要见证为脾虚不统血，以补气健脾为核心，稍辅活血散瘀治疗，效果很确切。而对于温热病的出血治疗，现在成熟的输液技术，使患者在高热过程中能迅速补充体液，加上西药对病菌的控制作用强，高热出血得到了很好的控制。现在网络上可以搜到很多名医，但能治疗紫癜的中医师极少，能治疗温热病的中医师也极少。

病案 2012年，笔者诊治了一个6岁的小男孩，该患儿从小患紫癜，久治不愈。见前医所用治疗思路，不外是以紫草、白茅根、地黄、小蓟、棕榈炭等凉血止血药和收敛止血药为治。笔者见患儿肤色胖嫩苍白，舌淡胖苔腻。这是明显的气阳两虚、痰湿阻滞为患，治以清热凉血是方向性的错误。气为血帅，血的循经流动全赖气的统摄，过用寒凉反伤气阳亦损脾胃。脾统血，气亦统血，脾气亏伤则血失气统，所以不能循经而行，溢于经外而见出血。

处方：黄芪，党参，白术，陈皮，半夏，茯苓，当归，丹参，菟丝子，巴戟天诸药为治。

治疗月余患儿痊愈。

紫癜是出血病，有的会见皮下出血斑，手按之不褪色；有的则见体表瘀青，手按之不疼痛，过几天又消失，过段时间其他部位出现瘀青；有的会因过敏源引起出血，称为过敏性紫癜，过敏是气虚有瘀热，所以治疗过敏主要在于补气、化瘀、透热，不仅是过敏性紫癜这样治疗，其他过敏性皮肤病的治疗也是如此；有的紫癜还会引起肾病，称为紫癜性肾病，治疗上就更为棘手了。

但不论什么样的紫癜，治疗一定要以补气化瘀为主。因为紫癜是反复少量的出血，并且所出之血没有流出体外，而是滞于体内，所以治疗紫癜，要加以活血化瘀。瘀血不消除，阻滞脉络，使其他的血不能正常的流通。

对于出血病的治疗，以活血化瘀为治，但很多人不敢这样治疗，因为他们觉得出血时，再用活血化瘀药来治疗，会使出血加重。这个问题，叶天士在论治温热病的热入血分中讲“入血就恐耗血动血，直须凉血散血”，散血指用活血化瘀药来活血，因为温热病是热邪，所以得用有寒凉之性的活血药，如丹皮、赤芍等。活血化瘀药的应用时机，并非要见到出血才能用，而是入血就得应用，从“恐”字可以看出，是为了防止动血（动血就是出血）。当然，温热病引起的出血，是因热邪动血，所以治疗上，得以养阴为主，散血为辅，而不是以化瘀为主养阴为辅。而紫癜主要在于气虚，所以治疗上是以补气为主，化瘀为辅。谈活血化瘀，不是机械片面地应用活血化瘀，气虚血瘀的治疗。只化瘀不补气，只会更耗气，因为血为之母，活血化瘀药会耗血燥血，血耗则气伤。

紫癜虽说以气阳两虚为主要见证，但常会见伏热。因为出血必会留瘀，瘀血内阻会化热，治疗时在活血药的选择上可以参考叶天士的凉血散血思路于补气温阳之中。但笔者很少用赤芍、丹皮这类凉血散血药，而是用益母草、桑叶、连翘等药的组合，使血散的同时还能透热外出，而并非单纯的凉血活血。

温热病出血，先要考虑热邪伤津液，以前没有输液技术，不能及时快速地补充体液，所以津液损伤得很严重。津液损伤，则无力制热，导致热邪更甚。笔者时常会去医院会诊一些高热不退的患者，常用刺血治疗来降温，但在医院里，高热者一定会被给予输液治疗，而不是像笔者书中所写用刺血退热。现在一些针灸师，大谈针灸补泻，针灸治疗是不可能补益的，高热患者，体液大量丢失，扎针怎么可能补充体液呢，不外是泄热以保津。因此要正确对待中医，不要过于崇拜。

下部出血

脐部以下指身体的下半部，中医学将人体分成上焦、中焦、下焦三个部分，并且对这三个部分用“上焦如雾，中焦如沤，下焦如渎”概括。上焦为心肺所居，心和肺的功能是输布气血，以温周身，若雾露之溉大地，所以说“上焦如雾”；中焦属脾胃，功能是腐熟、消化吸收、转输食物水谷的能量，所以说“中焦如沤”；下焦包括肾与膀胱的排尿作用、肠道排泄大便的作用、女性月经的外排作用，犹如沟渎一样，必须疏通流畅，所以说“下焦如渎”。

下焦负责排泄身体代谢产物，一旦发生病变也会造成出血。但下焦之性向下行，所以出血的治疗，就要考虑到升提气机，促使气机向上升发。另外，下焦主肾（肾主生殖，司二便），所以对于下焦长久性的出血，还要考虑到固养肾气。肾主藏精，肾气足气机升提才有原动力；肝为肾之门户，为一身阳气的萌发点，气机下陷的出血，治疗上得酌加些风药，促进肝的升发；脾主统血、主升清，为后天之本，气血化生之源，健运脾胃可以后天补先天，还能升发清阳。因此治疗下部出血的核心为固肾健脾、升提气机，不论是妇科的崩漏、还是慢性肾炎的尿隐血，主体治疗思路相同。

大便出血

病案　某男，五十余岁，平时神疲无力，四肢困乏，稍劳累就见大便出血，血色鲜红，出血时如喷出样，血量不多，每天下午三点到五点出血，平时不出血，如此已有四五年。曾治以补中益气汤加止血药治疗，效果平平。舌淡，舌尖偏红。脉沉弱无力而偏涩。

肾藏精，为气之根本，司二便。前后阴出血日久，治疗上单纯用补中益气常不见效果，要考虑到肾气不固的问题，从本患的症状上来看，是气虚明显，但气虚日久多要固肾，这样才能使补进的气有所纳藏。另外从出血来看，是主大肠，大肠主通降。气主升发，气虚则升发不力而气机下陷，气虚发热不见得全如白虎症，如气机下陷则会见大肠出血。

处方：生黄芪，党参，葛根，陈皮，当归，菟丝子，覆盆子，巴戟天，黄芩，白茅根诸药。

药后即愈。处方中用生黄芪、党参、菟丝子、覆盆子、巴戟天补气固肾；葛根升发气机；当归、陈皮调运气血流通；黄芩、白茅根两药清透郁热。整个处方中，黄芩和白茅根的应用很重要。因气虚有热，热邪下陷而出，热邪为病之标，其中黄芩清肺以凉大肠，白茅根清透郁热。

痔疮出血

常说“十人九痔”，痔疮是一种多发病，但痔疮的病机不外是气机下陷为患。治疗以补气升清为核心。但有气虚日久（特别是痔疮手术过两三次还见反复发作的患者）就要考虑到“久病及肾”，从肾论治。

病案　2009 年笔者接诊了一位年近花甲的患者，该患者行痔疮手术 2 次还会复发出血，脉象很沉很弱，这是明显的肾气不固、清阳不升的表现。治疗以固肾补气为主，辅以升清活血。

处方：黄芪，党参，枳壳，葛根，菟丝子，覆盆子，巴戟天，皂角刺，丹参，川芎，浙贝母，桃仁，蜈蚣，乌梅，威灵仙。

外用乌梅 1 个、鲜田螺 1 个、冰片少许，合并捣烂外敷患处。另外，在百会穴涂些风油精按摩以升提阳气。患者看笔者一路攻坚活血，很吃惊，原来患者久病知药，前医用地榆、荆芥炭、茜草炭这类以止血为主的药配合补中益气汤治疗。要知久出血，必有留瘀，加上痔疮局部有恶肉不化，治疗必要在固肾补气的基础上大剂攻坚散结，要知瘀血不去新血不生，只知止血收涩瘀更甚。可是世医见血止血的观念牢不可破，见出血而敢攻瘀的中医师少之又少。

1 周后患者复诊，自诉只服药 1 天，痔疮就明显见小，并且不再出血。上思路内外并治不到 1 个月，一切安好，医院肛检痔疮已消失，并且患者原来满脸的色斑也消失，精气神也见好。

崩漏

崩漏是妇科的常见病，表现为阴道不规则出血。育龄妇女，每28天（先后不超过7天）都会来月经，如果月经超过几天的称为经期延长，如果超过半个月则不再是经期延长这么简单了，而是属于崩漏证。崩如山崩，指大出血；漏如房屋漏雨，滴滴答答的不停止。但出血时而会见如山崩的大出血，时而又会淋漓难净，所以称为崩漏。肾主生殖，生殖方面的疾病，大多与肾有关。

永康某女，患崩漏多年，其妹妹是开药房的，略知中医。笔者见患者脉细弱而弦涩，舌暗而瘀斑甚多，告诉对方这是肾虚血瘀为患。一直以固肾养精为本，活血化瘀为辅，再酌加些风药以升提气机，效果良好。

上述是针对漏血的治疗，但有些患者血崩如水流，治疗则先以大剂（笔者一般用30～50克人参，如果条件好的家庭可用野山参）独参汤大补元气为上。因为无形之气得依附于有形之血，大出血会使气随血脱。有形之血不能速补，但无形之气当速补，因为气为血之帅，气能生血、能摄血、能统血。血势得到控制后，再做下一步的固本、消瘀等治疗。这就是中医上急则治标的思路。但也有些患者是气血发热，又并见血崩。这样的病机不外是气虚不固，虚阳外越。因为气虚严重，所以出血量都较大，治疗得以大剂补气药为主，另外再加固涩药以收敛元气。

病案　某妇，见汗出不止衣服如洗，心烦失眠，发热，崩漏血量大，一天得用三四个尿不湿。2010年到金华文荣医院找笔者治疗，见脉浮数而大，稍用力按则见脉空。这样的情况就得以清养和补气结合才能止血。

处方：黄芪，党参，地黄，知母，黄芩，荆芥，仙鹤草，菟丝子，覆盆子，乌梅。

处方中重用地黄100克、黄芪100克、党参100克为核心用药。患者用药1剂而血止。

恶露不净

恶露是妇女产后（或流产后）排出的瘀滞物，这些瘀滞物是生产时生殖器官受伤出血造成的，一般 3 ～ 5 天排净，多则 1 周或 10 天左右排净。但也有些人会持续很长时间，有的会数月不净，这就是恶露不净。

引起恶露不净的原因是虚和瘀。虚指产后产妇身体亏虚，日后易出现很多疾病，即俗话所说的“月子病”，是在患者身体极虚之时留下的，一边是虚，一边是病邪重，攻邪则伤正，扶正又祛不了邪，这类疾病最难治。

笔者治疗过很多恶露不净的患者，一般都是恶露持续 2 个月以上未净者，患者多见虚象明显，但对于瘀的问题没有几个医生敢攻瘀。很多患者来找笔者治疗时，都易数医，笔者审前医处方，多以补养和止血为主要思路，应用活血化瘀药的比例很少，哪怕有些中医师考虑到瘀滞，也只是放十余克当归而已。其实对于恶露不净的患者，如果有瘀滞一定要攻瘀，瘀去才能止血，但瘀滞是标，肾气不固才是本，所以攻瘀之时一定要以固肾为核心。

病案 蒋某，女，产后 3.5 个月恶露不净，见恶露中有血块夹杂，心烦气短，失眠，汗出，潮热。脉沉涩无力，舌尖红，舌根苔白厚。这是肾虚无力升清，清阳下陷气化不利的表现，治疗以固肾升清为主，且有瘀滞之象，需攻瘀。

处方：菟丝子，覆盆子，枸杞子，生地，泽泻，巴戟天，仙灵脾，红花，益母草，当归，黄芪，荆芥，苍术，陈皮。

患者药后，见小腹剧痛，排出大量的瘀滞物，服药 3 天，所排出的瘀滞物已净，嘱患者继续服药。次日排出两块肉样物体，于是恶露由此而净。于原方减少活血化瘀药的用量，巩固治疗近 3 个月，患者月经正常，到了冬天又用膏方补益巩固。此患是笔者初到金华时诊治的患者，近十来年其一家大小身体不适都是笔者治疗，患者身体一直安好。可见恶露不净，见瘀得攻。旧血去新血才能生，这是中医的至理。

虚证最难治，第一，人活着要不断地消耗，所以补进去的东西不多；第二，虚证之人易外感，稍有不慎就会感冒，从而直接影响治疗效果；第三，虚证之人神志都会有些问题，因为人是一个形神一体的有机整体，气血足则神壮，气血衰则神弱。产后失养者身体均虚，要求快速治愈，很难。

先兆流产

妊娠过程中，常会见阴道出血，这是流产的先兆，治疗及时可以保胎。

胎儿寄生于母体，全在母体的精血以涵养，如果母体气血不足，肾精亏虚，则胎儿失养而流产。所以说胎元系于肾，保胎之要，以固养肾元为核心。

对于先兆流产的出血，世医多泥朱丹溪的黄芩配白术加苎麻根等药为治，效果平平。而对于肾元固胎方面的论述，明代的张景岳等肾命学说有很多独到的见解。另外保胎还要疏通气血，要知胎儿在母体内的营养全赖脐带提供，如果母体的气血不畅，亦会造成给胎儿提供的气血不足而引起流产。先兆流产的出血亦是向下行，是气机升提不足，所以治疗时还得酌加些风药以升提，用傅青主的话来说，即“使风木不闭塞于地中”。

病案 某女，妊娠3.5个月，因与爱人吵架而见先兆流产出血，到某中医院治疗，治以凉血止血无效。于是来找笔者诊治，见患者脉弦数无力，舌尖绛红，舌面上血红芒刺众多。这是心情郁结而化热，用凉血药治疗，血遇寒则凝滞不行，于是气机郁结更甚，血更不得止。火郁发之，因胎元系于肾，所以治疗当以固肾养精为主，辅以疏散气机，使郁结之热邪得以发泄。

处方：柴胡，桑叶，香附，党参，黄芪，陈皮，当归，黄芩，麦冬，菟丝子，覆盆子，杜仲，川断，桑寄生，枸杞子，知母。

处方中用柴胡、桑叶、党参、黄芪补气以升提气机，且能散郁热；菟丝子、覆盆子、枸杞子、杜仲、川断、桑寄生诸药大队为用，在于固肾养精，使肾元足而能固胎；黄芩、麦冬、知母、桑叶清肺制热；另加陈皮、香附、当归疏通气血，使药补而不滞，有利于气血提供给胎儿。服药1剂就见血止胎保，但因出血伤了元气，到妊娠6个月左右时，孕妇又见髋关节疼痛不已，严重影响走路，用固肾养精加疏通气血药为治，疼痛消失。妊娠7.5个月时，孕妇又见心烦、失眠严重，治以固养肾元和清心肃肺，最终使胎儿足月而产。

血尿

血尿是尿中有血，严重时人的肉眼可见淡红色尿。

血尿多见尿路感染等火邪郁结之疾病，但总体病机在于气机的升清无力。病邪总是藏匿于虚处，元气充足之人，有火热之邪郁结体内，多见头面部上火的症状，如脸上长痤疮、舌头疼痛、耳鸣、心烦等。而元气下陷无力升发之人，则火结之邪陷于下焦，如尿路素有损伤，就会形成急性尿路感染（中医称为热淋，治疗用八正散，但八正散是下行之药，这是尊《黄帝内经》的“下而竭之”之意，对于热结严重之人，通过清利通淋的治疗，能使病邪快速排出体外，但对于身体元气亏虚升清无力之人，则反使气机更下陷，病之标虽去大半，但会形成反复发作的淋证，俗称慢性尿路感染。通淋与承气汤排大便的原理一样，只不过一个是使热从大便走，一个是使热从小便走，但都是应急之治，不能作为虚证的常规治法）。对于虚证的热淋，得将固肾升清与清利通淋相结合，等到火结之邪全退，再以固养肾精为核心治疗进行巩固。

病案　某妇，65岁，素患慢性尿路感染，稍吃辛辣或过晒太阳则见血尿，同时并见尿频、尿急、尿痛等症状。2013年初秋再次发病，到医院用抗生素治疗后，症状得到缓解，患者觉得这是老毛病，并没在意，症状缓解了就不当回事了。三五天后，又见血尿，但无尿频、尿痛等症状，就没有在意。半个月后，还见血尿，才感觉到严重，其女儿带着老人到横店四共委找笔者治疗。

见患者面色萎黄，神疲，讲话有气无力，腰酸痛，舌暗老，脉沉涩无力，两尺极虚。这是肾虚不固，升清无力为患。治疗当以固肾升清为主，辅以清利祛除余邪。

处方：菟丝子，补骨脂，覆盆子，巴戟天，杜仲，狗脊，党参，黄芪，葛根，益母草，车前草，白茅根，当归，丹参，陈皮。

1剂药肉眼就看不到血尿，治疗1周，尿液检查已无血尿。于原方去车前草再巩固治疗月余。

慢性肾炎尿隐血

慢性肾炎的尿隐血，与上述的血尿原理一致，但还要考虑瘀血的问题。

肾是一个过滤器，全身的血都要通过肾来过滤，将好的留下，不要的生理或病理产物排掉。此滤过功能依靠的是肾中丰富的毛细血管。一旦肾有炎症，这些毛细血管就会受损出血，但出血量不多，肉眼不可见。出血必有留瘀，加上肾脏受损，可知慢性肾炎是必有瘀的。叶天士云“久病入络”，指毛细血管的微循环障碍。所以治疗慢性肾炎的尿隐血，不能用止血药来治疗，而是要用活血通络药来治疗。如果用止血药治疗，越止血则瘀血越严重，病越不得愈。

笔者治疗此类疾病较多，效果也较理想，但患者的病情易反复，这是因为患者体虚升清无力。很多患者治疗一段时间后，医院检查一切正常，但会因劳累或外感等因素，再次出现尿隐血。另外还要评估患者的年龄，小孩易治，年长之人不易治，因为小孩的生命力旺盛，肾气足于成年人，所以易治。一些因数次流产后失养的患者，治疗颇不易，病情极易反复。因此，慢性肾炎尿隐血，体虚是根本，瘀血闭络是病标。瘀久会化热，因此治疗上还需适时清透郁热。

病案　刘某，女，41岁，患慢性肾炎七八年，平时怕冷，天气稍降温则易感冒。医院检查肌酐、尿素氮都偏高，尿隐血。自诉因流产后外感引起，久治不愈。面暗，脉沉细涩无力，舌淡暗，舌面瘀斑。痛经，月经血块。患者因为家贫，治疗3个月痛经愈，肾功能的各项检查也正常，便觉得病好了。笔者当时叫患者不要以医院检查为标准，慢性肾炎是虚病，如果脉象上还是虚，说明病还没有好，还会反复。患者看到检查报告单的数值正常，便未再治疗。

过了1年多，患者病情反复，又见尿隐血，打算来找笔者治疗，因笔者当时在北京学习，患者找其他中医治疗。又过了半年，医院检查指标很不好，人的精神状态亦很差，于是患者到横店找笔者治疗。见患者形体干瘦，脉弦细无力而偏数，舌淡胖，舌边齿痕。见前医所用之药，以养阴清热、凉血解毒为主。患者脉数体瘦，看似阴虚有热，但舌象上则是阳虚，加上患者怕冷，天气降温则易患外感，这是明显的阳虚，形体干瘦是精亏，肾虚无力气化，使津液不能正常的输布而形成体瘦，所以治病不能见瘦就谓为阴虚有热。前贤虽说瘦人多火，但并不是说瘦人必有火，有很多瘦人是阳虚的，因为无形之阳，得有有形之阴来作为载体，精亏则阳无以依附，所以慢性肾炎（可以说一切久病）的体瘦，都是阴阳两虚。但本患还挟湿，所以治疗上养阴不能太过，否则反会生湿，加重病情。

处方：生黄芪，葛根，党参，枸杞子，菟丝子，覆盆子，巴戟天，鹿角片，益母草，丹参，地龙，白僵蚕，陈皮，苍术，泽泻，小蓟等药。

病情大见好转，尿素氮、肌酐、尿隐血等指标都明显下降。月经期间在应用大剂补益药的同时攻瘀排瘀。到了秋天，因天气肃降，于是再加炮附子、干姜和黄芪、葛根等药，以升提气机，对抗自然之肃降。冬天用膏方巩固肾元治疗，次年开春后，因江南雨水多，湿气重，以固肾运脾化湿为主，辅以活血通络。如此连续治疗近2年，一切安好，患者因对笔者较信任，近两三年身体稍有不适都来电话询问，得知尿隐血已彻底治愈。

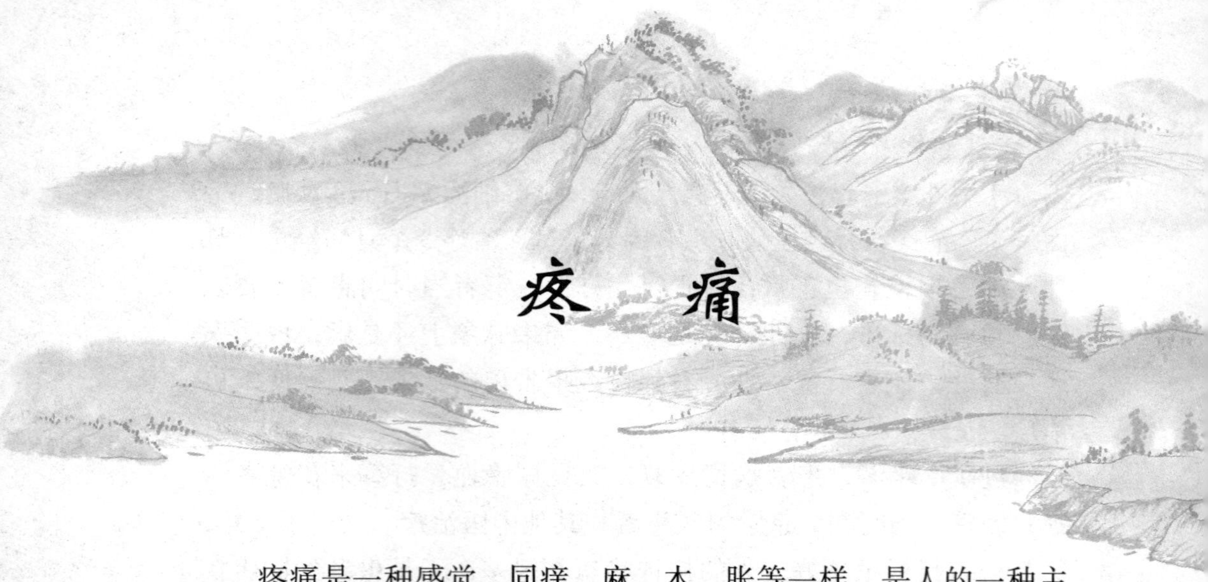

疼 痛

疼痛是一种感觉，同痒、麻、木、胀等一样，是人的一种主观感觉。

《黄帝内经·举痛论》中对寒邪在身体不同部位引起的疼痛，论述得较详细。后来随着中医学的不断发展，人们对火邪、气滞、瘀血、血虚、湿阻等引起的疼痛及治疗也有了深入的研究。现代中医药大学教科书《中医诊断学》，对不同原因引起的疼痛进行了系统的归纳。

不同病因的疼痛，表现也不同，刺痛是瘀血；冷痛是寒；胀痛是气滞；空痛是虚；烧灼痛是火；刀刮样痛是热毒；重痛是湿；抽筋样痛是湿或津亏等。人体的内环境和生存的外环境是息息相关的，过湿过燥、过热过寒都会引起疼痛，另外气滞、血瘀、食积、寄生虫等都会引起疼痛。血遇寒则凝，受寒则气化不利而生湿，所以寒痛多挟瘀和湿。对于寒痛的治疗，《伤寒杂病论》中创立了乌头汤，但乌头汤只温而不化湿，于是《千金要方》中又创独活寄生汤，处方中重用独活温经散寒祛湿，从临床实践来看，独活寄生汤要比乌头汤实用。对于热毒的疼痛，也要考虑到湿邪相兼的问题，比如子宫腺肌瘤是局部的气滞血瘀化毒，疼痛剧烈，单纯用理气活血药治疗是不现实的。又如子宫腺肌瘤患者月经期表现为刀刮样剧烈疼痛，治疗时不仅要考虑瘀滞的问题，还要考虑热毒的问题（此热毒很好理解，子宫腺肌瘤的疼痛主要发生于月经期间，因原本要脱落的子宫内膜不能正常排出体外，于是化热生毒。这与日常身体某个部位碰伤，导致皮肤出现瘀血一样。而外伤的治疗在于冰敷，促使血凝不至于使血继续渗出，但来月经期间是不可能用冰来敷小腹的，也不可能过用寒凉药来凉血。而笔者以重用败酱草为主药治疗，效果就很理想)。对于上述这些实际的临床问题，都不可泥于教科书中的诊断方法来对号入座，疼痛的性质杂合，说明了数种病因同时并见。

另外，对于疼痛的辨证，还要考虑到疼痛的部位和时间。

说到疼痛的部位，不论是体内还是体表，全身任何一个地方都会发生疼痛。对于不同身体部位的疼痛，要联系到五脏功能系统。比如江南的梅雨季节，天气湿闷，金华金东区某患者右大腿外侧胆经疼痛，针灸治疗，效果平平。笔者见患者体胖，面浮，舌胖，舌边有齿痕，身体困重，患高血压、高脂血症，脉沉涩浊。患者一派湿邪阻滞，这是因为天气潮湿，阻滞了阳气升发，于是胆气升发不利，治疗的重点在于化湿，而不是局部针灸。于是笔者嘱患者用茶水冲服午时茶颗粒，以和胃化湿。患者药后微微有些汗出，腿痛缓解。某妇肩胛骨与脊柱之间的凹陷处疼痛，此处是足太阳膀胱经，针委中穴，用泻法，针后再用火罐拔出几滴血，疼痛即愈。某妇产后失养患偏头痛数年，服虫类药和活血药无数，反而越治越严重。此为下元精亏不润养，使肝中相火上冲所致，治疗得以养精活血为主，笔者以大剂枸杞子、白芍、菟丝子等药润养，再加蜈蚣、葛根、鸡血藤、当归等养血通络，治疗 5 个多月而愈。偏头痛的疼痛部位虽处于足少阳胆经，但要考虑到肝与胆互为表里，肾精亏虚则无力制约肝火，由是胆火上扰而头痛。

对于身体内部的疼痛，可尊于解剖学，比如阑尾、胃脘疼痛等具有明确解剖部位的疼痛，治疗以顺其器官之性。比如肝癌后期的疼痛，治疗上得以重剂白芍为主药，因肝藏血，得血养则肝柔，失血养则肝硬，很多人治疗肝癌晚期肝硬化用一路活血化瘀药，越化瘀肝血越虚，肝越失养则越硬，治疗上越治越严重，这就是没有考虑到器官的功能。

关于疼痛的时间性，如见疼痛伴随季节、月经周期发生或一天内固定某个时间段出现疼痛等特定的时间疼痛，就要考虑到人体和自然阴阳气机变动的问题。某女，每到午时就胃痛不已，疼痛时用热水袋温敷胃部则舒服，到酉时疼痛开始缓解。一年之中冬天不痛，夏天痛，并且天气越热胃痛越严重。看中医，谓为阳虚疼痛，治以干姜、桂枝、附子、甘草、党参等燥热药，无寸功。由是医者困惑，患者无奈。从疾病的疼痛性质上来看是寒痛，得温则舒，但寒有阳虚之寒和寒邪凝滞之寒。阳虚之寒为虚，寒邪凝滞之寒为邪实。本患发病时间以最热时最严重，就要考虑到天热则阳气外浮，于是体内阴寒就重，用温阳药无效，这是邪实为患。笔者在原来处方的基础上加枳壳、厚朴、大黄三药以通腑，次日排出黑烂大便甚多，此后不再胃痛。有些女性患者月经来临之前见头痛心烦，这是阳气上亢为患。因为排卵期后是阳长期，月经来临之前人体内的阳气最旺，于是阳气上扰而见头痛，治疗得平肝固肾潜阳。而有些患者则是月经干净后见头痛，这是血虚失养，因为月经排出后，阴血亏虚，所以应固肾养精血，但也有因肝火过亢而在月经干净后出现头痛者，治疗不外是在养精血的基础上再加钩藤、天麻、菊花之属以平肝。

因此，对于疼痛的治病，并非全以中药学教材中所列的止痛药来机械地堆积组方。而要从疼痛的性质、部位、时间等方面进行综合鉴别。

头 痛

头痛指头颅上半部疼痛，五官疼痛则不属于头痛。

对于病机方面，《黄帝内经》载“头痛颠疾，下虚上实”。说到下虚上实的病机，最常见的是肝阳上亢的中风，这方面张景岳也做过详细论述。另外，对于头痛的辨证论治及用药方面，《丹溪心法》论之甚详。到了清代，王清任又补充了瘀血头痛。

头痛还要区别颅内疼痛与脑壳疼痛，颅内疼痛与脑壳疼痛不同。脑壳疼痛多为经络不通，而颅内疼痛则要复杂得多，因为头为一身至高之所，为一身阳气所汇之处，所以病邪主要为火、瘀、毒。邪实头痛，以发病快、疼痛剧烈为主要表现，并伴随病邪属性的症状，如火邪以见发热、头痛剧烈为主要症状；颅内高压并见呕吐；严重的还见人事不省的危重症。虚证头痛以发病慢，疼痛缓和，并伴随神疲无力、气短、腰膝酸软、脉弱无力等症状。

脑壳疼痛从不同部位来区别，前人一直以前额主阳明、两侧主少阳、后脑主太阳、颠顶主厥阴，并提出了引经药的应用。朱丹溪明确地提出了阳明头痛加白芷、太阳头痛加川芎、少阳头痛加柴胡、太阴头痛加苍术、少阴头痛加细辛、厥阴头痛加吴茱萸等。但这些理论，用于临床，还需进一步验证。比如阳明头痛，主要在于胃热和肾虚。因为前额痛，见热的才是胃热，但有很多患者是冷痛（比如老年人、产后患者、体虚患者。很多老年人晚上睡觉时要用一块布包着前额，一些产后妇女也用一块布包着前额，这就是虚寒性头痛，如果都加白芷治疗，不见得理想。而对于胃热的前额头痛，如很多人喝酒后会见前额头痛，也不太适合用白芷，而应治以清热泻火）。

两侧头痛用柴胡，也是不太可取的。两侧头痛的患者，大多只见一侧疼痛，西医上称为偏头痛。偏头痛用柴胡治疗的效果是很差的，于是有些医家提出了用虫类药治疗，比如将全蝎、地龙、白僵蚕等药应用于处方中，但也没有见到理想的效果。笔者接手治疗偏头痛的患者颇多，多见女性，并且都是以细涩无力的脉为主要见证，脉象细涩，这是精血亏虚又挟瘀滞，治疗当以固养肾精为根本，见患者带来前医的处方，大多以“活血化瘀药 + 风药 + 虫类药”的思路治疗，访问患者后，都说没有什么效果，可见单纯的化瘀通络是不行的。血络不通，根本在于精血亏虚，因此治疗偏头痛，一定要以养精血为核心根本，要疏通也是在大剂固养精血药的基础上进行。活血化瘀药、虫类药、风药，都有耗伤精血的副作用，所以越治越痛，原来患者1个月发作一次的偏头痛，用燥药治疗后，偏头痛发作的频率更高，疼痛也更剧烈。有的患者选择针灸治疗，但针灸治疗大多以针刺局部为治，针刺无补，越针则越虚。

后脑壳疼痛，谓为太阳头痛，这也是个笑话。后脑中间居督脉，两侧是太阳膀胱经，再向外是少阳经。少阳也好，太阳也好，要使阳气护外，关键在于肾中元阳。如果肾虚亏虚，只用散寒药治疗，只会使阳气更虚，疼痛更不得愈。

太阴头痛是脾虚痰湿的疼痛，以头闷痛为主要表现，除用苍术外还需用茯苓，因为茯苓渗利，药性下行，只有下行才能解湿闭头部的疼痛。少阴头痛是肾虚引起的虚火上扰，治疗在于潜阳，而不是以细辛为治。厥阴头痛是肝痛，从《伤寒杂病论》中的吴茱萸汤中可以看出，这是一剂大温大热之药，虽说肝寒，不如说是寒凝湿阻更为妥当。

前额痛

笔者平时喜饮白酒，天气稍寒后饮酒受风多会见呕吐、前额疼痛。这是因为酒后毛孔开泄，外寒入内，治疗当内治以运中清化，外治以温散。笔者酒后如前额痛，内治以食西瓜等水果或服中成药小柴胡颗粒配合夏桑菊颗粒，外治以生姜外敷，效果很好。

笔者母亲半年前时常会发生前额痛，并伴呕吐，这是痰阻头痛。因为以前在山村里生活条件差，在野外劳作口渴时会饮山泉水，劳作时阳气向外发散，身体内阳虚，饮凉山泉水会使胃阳受损，从而生痰湿。因壮年阳气足，于是痰湿就会随气机上逆，所以见头痛。治以藿香正气水（有时用中成药十滴水），一次服2支，效果理想。

某男，农民。因阑尾手术后身体元气大亏，此后稍见天气转凉就前额怕冷疼痛不已，晚上得用一块布将头包住才能入睡。笔者到庆元县城定居后，一次回老家对方向笔者询问如何治疗此病，笔者见对方舌暗老，瘀斑多，形瘦面暗，这是阳虚血瘀，治疗当温阳化瘀。因考虑到山村里抓药不方便，嘱对方用生姜丝煮米酒服用。此后只要天气转凉对方就饮姜丝米酒，但数年后，笔者到金华定居，对方的儿子也外出打工，家里没再酿酒，头怕冷、疼痛又发作。十多年后，对方联系笔者，求治疗头痛的处方，于是笔者嘱其买些鹿茸、枸杞子、三七，泡白酒，不时饮用。此后头部不再怕冷疼痛。

后脑痛

病案 某男，企业家，平时应酬多，自诉在35岁前，饮酒无头痛，但35岁以后，饮酒的量稍多，则见后脑疼痛。现在因年近60岁，已不饮酒，但天气稍降温也会见后脑疼痛，所以天气一转凉，就会戴帽子，还要用围巾把后脑包得严严实实。笔者见对方脉象沉弱无力，两尺更甚，这是肾气亏虚。办企业劳心劳力，实在不易，加上年近花甲，治疗上当以补养下元肾气为主。

处方：枸杞子，菟丝子，狗脊，鹿角片，炮附子，巴戟天，泽泻，葛根，当归，陈皮，干姜。

大剂予之。治疗不到3个月，头痛即愈，不再需要戴帽子和围巾了。

人的后脑部位，布有风池、风府、大椎等主阳的穴位，健康之人也要注意此处的防寒，以免外寒从此入而伤人。

偏头痛

病案 方某，女。乳腺癌手术后9个月创口不愈来笔者处治疗，初起时患者未向笔者说其患有偏头痛。后来患者的创口愈合后告知笔者时常发作的偏头痛亦明显缓解。此例是笔者治疗过最严重的偏头痛患者。后来患者在杭州邵逸夫医院检查，确诊癌症痊愈后，偏头痛还会因其他因素时不时地发作，发作时间主要在

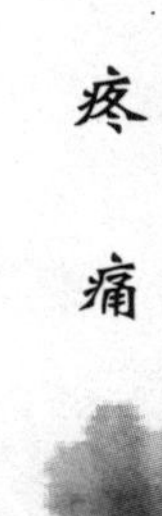

月经期间。2016 年，因心情不好而发作，笔者针内关、三阴交，头痛随针而止；2017 年过年前，因于家里打扫卫生时，觉得室里有湿气，于是把门窗全部打开，受外寒，偏头痛又发作，笔者行刺血治疗，疼痛又随针而止。癌症治愈后，对方没有坚持长期治疗，而是针对季节进行预防治疗，后对方告知，偏头痛已不再发作。

此患脉象沉细弱，肾精亏虚很明显。笔者接手过的其他偏头痛患者，也是同样的脉象。

头顶痛

病案 1 某女，脾气素急，家里条件亦好，平日很任性。一次去唱歌，因音调过高，觉得气上冲于头顶，感觉头顶爆裂样疼痛，笔者急将 4 个啤酒盖叠成两叠，叫对方把鞋子脱掉，将涌泉穴对着啤酒盖踩压，不到 10 秒头痛即止。本患性格急躁，肾气多虚。唱歌伤肺气，并且唱高音时气机上逆，于是扰动下元使气机上冲为患，笔者用此种方法治疗是应急之法，以利于降逆。

病案 2 某男，从事外贸行业，因为时间差，所以长年熬夜，3 年前患头顶疼痛，疼痛时必会呕清水，症状符合《伤寒杂病论》中的吴茱萸汤证，可是用吴茱萸汤治疗无效，又求治过两位中医，都以吴茱萸汤的思路治疗。其实从此患的工作性质上来看，其必脾肾两虚。思则气结而伤脾，熬夜时常会饥饿，进食则伤人，不进食亦伤人，所以患者的脾必虚。烦劳会使人的阳气张亢，久熬夜，没有不伤肾元的。所以本患的治疗在于以运脾固肾为核心，辅以分消痰瘀。因该患者求治于他医，故笔者为对方草拟了一个处方。

处方：菟丝子，泽泻，巴戟天，覆盆子，枸杞子，姜半夏，茯苓，党参，天麻，地龙，干姜，当归，川芎等药。

用此处方给对方提供一个思路，对方以笔者的处方为患者治疗，不到半个月患者头顶疼痛消失。可见学中医之难、治病之难，不在于泥于成方，而在于灵活变通。

中风头痛

病案 某男，75岁，脾气急，患高血压、糖尿病、高脂血症。2009年秋冬相交之季见血压升高，服降压药无效，头胀痛，人处于半昏迷状态，医院诊为中风。家属叫笔者前去会诊，见对方脉象弦涩强劲而数，两寸脉象明显比两尺脉象有力。这是下元亏虚无力制药相火上冲为患，急用针刺委中、太冲、内庭出血，不到5分钟，头痛缓解。

处方：枸杞子，菟丝子，巴戟天，怀牛膝，泽泻，天麻，钩藤，白僵蚕，地龙，桑叶，当归，丹参，生大黄，厚朴，葛根。

嘱患者以此方长期服用。现已经过八九年的时间，患者再无中风发作，也无剧烈头痛。

温热头痛

20多年前，笔者二姐患流行性乙型脑炎，见高热、头痛不已、大便闭结，处于昏迷状态数日。到庆元人民医院治疗，医院无计可施时，笔者同村的老村长送来一枚中成药惊风丸。药后笔者二姐大便结闭得通、热退、神醒。

此种情况的患者，笔者行医期间也见过数例，治疗思路以大剂清热解毒药和开窍药为核心，另外以针刺应急，效果也很显著。

对于温热病的高热、头痛为患，治疗有温病三宝，如安宫牛黄丸、紫雪丹、至宝丹。清代叶霖提出用大剂生石膏为主药治疗，叶霖虽对生石膏的应用颇有心得，但他对温热病的理解不够透彻（有兴趣者可参阅他的《难经正义》《脉说》《痧疹辑要》《伏气解》等书）。叶天士虽说“透营转气”，但过用生石膏，只会更加抑制气机外透；刘守真认为热结在内，汗、吐、下都不可用，得用内外双解治疗。但笔者治疗热结昏迷的患者，常用姜春华的“截断扭转”，再配合刺血泄热。刺血泄热可以开窍，中药处方上也可再

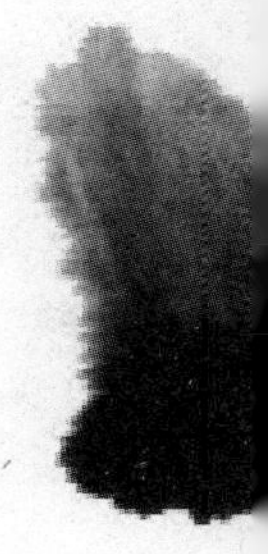

加些开窍药。

中医学所指的窍，一般可理解为体内通达于外界的孔洞，不仅仅是五官和前后阴为窍，而是全身均有窍。比如冠心病用丹参滴丸治疗，就是因为丹参滴丸中含开窍药。冠心病的瘀闭与温热的热闭相同，都是邪闭后使气机不开，开窍药就是为了开宣气机，但开宣气机之速，莫过于针，特别是治疗重症和危急症患者时，针刺常能一针救命。

瘀血头痛

关于瘀血头痛的治疗，《临证指南医案》中记录了叶天士治疗相关病案的临床经验，但有案无论，后王清任在《医林改错》中提及治疗瘀血头痛用血府逐瘀汤，可一剂而愈。虽说一剂而愈有些夸张，但此思路应用于临床，效果确实显著。

病案　某男，因年轻时打架，导致头部受伤，通过医院手术治疗后保住性命，但此后每逢阴雨天气和降温就见头痛不能起床，如此三十余年，久治不愈，患者已失去信心。前年笔者接手治疗该患者，见患者面暗，舌淡暗而苔腻，脉沉弱而涩，胃脘痞胀，平时喜食冷饮。治疗以温运通脉为要。

处方：鸡血藤，蜈蚣，川芎，当归，威灵仙，党参，黄芪，葛根，苍术，厚朴，焦三仙，干姜等药。

上方出入加减治疗，经半年的治疗，去年冬天下雪降温亦不见头痛。

五官疼痛

五官疼痛指眼、耳、鼻、口疼痛。对于五官疼痛的理解，中医主要以五脏通五窍（如肝开窍于眼、肾开窍于耳、肺开窍于鼻、脾开窍于口、心开窍于舌）、经络循行部位等作为疾病病位的理解依据，所以大多数医家也用此依据来治疗五官疼痛。比如眼疼谓之肝热，用菊花、夏枯草等治疗，或以胃阳明经通于眼，治疗上还可清胃，中医古籍中就有用黄连治疗眼痛的案例，如《神农本草经》“目痛”、《药性论》“点赤眼昏痛”、《本草图经》“黄连治目方多”等，都讲到黄连治疗眼病。比如耳痛，从肾论治有用补肾潜阳的，也有用清胆火的。

再看《古今医案》《名医类案》《本草纲目》等书籍关于眼病的治疗，都没有一个定论，比如青光眼的眼痛，是因房水阻滞不通引起，治疗在于运脾补肾，以促进气化为本，利水通络为标，就不再是从肝热胃热来论治，而是要从水瘀论治。慢性中耳炎的疼痛，潜阳也好，清胆也好，效果都不理想，而应直接以化湿解毒、活血开窍来治疗。诸如此类，可知治疗五官疼痛，不能泥于五脏开窍于五官或某经循行于某处，而是要根据实际的临床问题进行针对性的治疗。病之标不外是痰湿、瘀血、火热、寒滞等邪为患，而虚方面多以气血阴阳的亏损为患。再以眼痛为例，并见迎风流泪的眼痛，不见得全都是肝热上扰，也有阳气不足，见天气寒凉而眼部经络不畅引起。特别是老年人肾阳亏虚，一到冬天就会迎风流泪，见脉沉涩无力者，用清肝药久治不愈，用补气温阳活血为治，反而见效显著。

眼痛

眼为肝之窍是因为肝藏血，眼要有血所养才能看见事物。肝内寄相火，为肾之门户，如相火过亢则阳气上扰于眼，常见眼痛、视物模糊等症状。因此肝阳上亢，多以肾精亏虚为本。常用枸杞子伍菊花治疗眼病，枸杞子不是肝药，是养肾精药，肾精足则肝血有源，眼才能得养。治疗眼痛，切不能过用寒凉，平肝亦不能太过。治火之要在于顺气，气顺则火散，稍加引导则火自归潜。

病案1　某男，电焊工。过视强光则眼干涩疼痛不已，用抗生素滴眼液外治，后来滴眼液治疗无效。有农民教他用新鲜杜鹃花的叶子和紫花地丁混合捣烂外敷，效果理想，但后来此偏方治疗亦无效。医生以清肝泻火治疗，于是见脾胃受损，脘痞便秘，身体日见亏虚，但眼痛并未缓解，不得已放弃电焊工作。但此后每逢晴天就得戴太阳镜，否则眼痛不已。如此数年，求治医生十余名，效果平平。一次其亲戚对笔者说起此事，笔者分析该患者是虚火上扰为患，并且因为长期视强光，眼局部血络亦不通，治疗当养精通络。患者来诊，见脉沉细涩而偏数，舌尖边偏红，舌苔白腻。

处方：党参，苍术，陈皮，厚朴，半夏，白僵蚕，地龙，桃仁，当归，枸杞子，巴戟天，泽泻，菟丝子，菊花，桑叶。

嘱患者平时用手指反复按摩承泣穴到四白穴间的部位。每天晚上睡觉前和早晨起床时都用较热的水洗脸，促使眼睛局部的血液畅行。如此治疗半个月，晴天可以不戴太阳镜出门，只是觉得眼睛干涩不适。以上思路加减治疗近3个月，一切安好。

病案2 笔者母亲，2005年患眼痛，舌质老暗，脉沉弦。此为水邪上逆于眼，治疗得运中平肝、分消水瘀。

处方：藿香，佩兰，茯苓，泽泻，厚朴，苍术，党参，陈皮，半夏，夏枯草，钩藤。

用药一剂而安，考虑到人已舒服，就没再服药。2007年，笔者全家搬离庆元，又见眼痛，到医院检查为青光眼。因为当时笔者忙于工作，没有及时为母亲治疗，导致母亲眼睛失治，实在遗憾。后来笔者亦治疗了二三十例青光眼患者，早期的效果都很理想，晚期用中药治疗效果不是很好，有必要配合手术治疗，有数例患者手术后再用中药治疗，随访六七年都不再眼痛。

2013年冬天，笔者友人叫笔者去山东玩，他有位朋友亦患青光眼，笔者用固肾潜阳、利湿通络治疗，次年问起友人，亦说他朋友药后效果理想。

病案3 某妇，产后不到1个月，因家人去世悲伤哭泣太过，此后每到夜里就眼睛干涩疼痛不能入睡，晨起后，人虽见疲惫，但眼睛不痛。中医治以清热平肝，疼痛更甚。此为悲伤肺气，悲则气消，气虚则升发无力，夜里主阴，阳气下降，于是眼失养而疼痛，治疗当从补中益气的思路。

处方：生黄芪，党参，陈皮，当归，枸杞子，菟丝子，葛根，桑叶，巴戟天等药。

治疗月余而安。

病案 4　某女，36 岁。素来脾气急躁，因流产失养，时常见前额及眉骨处疼痛，眼睛酸痛，疼痛剧烈时则呕吐不已。如此疼痛，初期半个月发作一次，后来每隔三五天发作 1 次。平时腰酸软无力，天气稍凉见下肢寒痛不适。听说吃枸杞子和饮菊花茶对眼睛有利，于是自行购买枸杞子和菊花，病情反而加重。见舌暗苔滑，脉弦滑。此为痰湿上逆，治疗当以和胃化湿为主。

处方：苍术，厚朴，茯苓，陈皮，半夏，益母草，菟丝子，桑叶，泽泻，枸杞子，狗脊，杜仲，当归，巴戟天。

治疗半个月，效果很好，考虑到经济问题，患者停药不治，过两三个月又见病情复发。又以上述思路加减治疗近 3 个月，一切安好。笔者嘱患者冬天用膏方巩固元气，患者因经济问题，没有治疗，次年又见反复，之后患者未再来诊。

虚证难治，产后失养的治疗重点在于以运脾补肾为核心，再辅以活血通络。但在治疗过程中会有湿、外感、食积等众多因素，如果医患双方没有及时沟通，对时症没有及时治疗，效果往往不太理想。因为补虚无速效之法，需要有一个过程。笔者父亲当年行胃部手术后，整整养了十年，身体才完全康复。

耳痛

病案 1　某男，52 岁。患慢性中耳炎十余年，症见耳中反复渗水，耳朵疼痛，头痛严重，每隔半个月就要去医院抽耳水，抽耳水后疼痛缓解。笔者见患者脸淡嫩，舌淡胖，水样滑腻苔，脉沉涩而弦。此为脾肾阳虚，气化不利，水气上逆于耳，治疗当运脾温肾以助气化，利水渗湿以治其标。

处方：生黄芪，葛根，桂枝，茯苓，泽泻，炮附子，菟丝子，益母草，地龙，白僵蚕，半夏，苍术，厚朴。

治疗半年，一切安好。

病案 2　某男，28 岁，销售。因为喝冰啤酒，见便秘，一次因五六天未排大便，于是自行购买泻药。此后便秘更严重，且伴有耳朵胀痛。患者认为耳朵疼痛与便秘有关，于是找中医治疗便秘，但效果不理想。一次在杭州相遇，见对方面暗体胖，夏天见脉沉细几无，细寻之有见坚涩之象。此为气阳两虚，寒湿凝滞，治疗当补气温阳、攻逐寒结之邪。

处方：皂角刺，生大黄，炮附子，干姜，茯苓，桂枝，厚朴，枳壳，当归，桃仁，生黄芪，葛根，苍术，焦三仙。

第一剂药后排出大量暗黑大便，便后汗出如洗；第二剂药后虽见大便仍暗黑，但汗量减少。治疗半个月，大便颜色转黄，耳朵没再疼痛，体重下降了 4 千克，脸色也转红润。

口腔疼痛

笔者三姐，近 2 年来吃饭时总会不小心咬到内腮，咬伤后局部溃疡难愈，疼痛不已。有时上次的溃疡还没愈合，又重复咬伤，到医院检查一切正常，找中医治疗，中医师不知所以。因为脾开窍于口，腮处是肉，亦为脾所主，脾虚是关键。笔者三姐居住在庆元，考虑到吃中药不方便，于是叫她买些复合维生素 B 服用。服用维生素 B 后溃疡的修复加快，但还是会时常咬伤。一次笔者三姐腰扭伤来电话叫笔者开中药处方，笔者以大剂生白术为主药，再加狗脊、杜仲、菟丝子、川芎、当归、麦芽、红花、巴戟天等药为治。腰伤治愈，吃饭时也不会再咬伤内腮。

病案 1　某男，横店人，反复口腔溃疡，疼痛不已。见脉沉细涩而偏数，舌淡暗而偏胖。此为下元肾气亏虚，虚火上浮为患。

处方：菟丝子，炮附子，党参，黄芪，茯苓，泽泻，黄芩，当归，红花，陈皮。

另外，吴茱萸研粉用醋调膏，外敷足底涌泉穴。治疗当天就见溃疡不疼痛。

病案 2 某男，金华人。烟龄 30 年，吸烟量大，多次戒烟都失败。戒烟失败的原因是戒烟后见口腔溃疡疼痛，手指脱皮不能碰水。不得已又接着吸烟，吸烟后口腔溃疡和手指脱皮三五天内就愈合。2011 年，因为咳嗽 1 个多月，又打算戒烟，但对戒烟后发生的口腔溃疡和脱皮现象产生恐惧。笔者在金华治疗过不少疑难病，对方经人介绍找笔者寻求戒烟的方法。笔者考虑到烟叶为纯阳大热之性，再加火烧则热上加热。血遇热则行，遇寒则凝。戒烟后则因阳气不足而使血行不畅，从而见溃疡和手指脱皮。脾主四肢，开窍于口，治疗当温阳补气运脾。

处方：炮附子，麻黄，葛根，生黄芪，当归，苍术，厚朴，陈皮，菟丝子，川芎，桃仁，黄芩。

嘱患者服中药期间，慢慢减少吸烟量。如此 2 个月下来，患者成功戒烟，并且戒烟过程中未见口腔溃疡和手指脱皮。

笔者亦抽烟，2013 年去珠海玩，后来又从珠海经福建一路向北回浙江，这期间笔者没有吸烟，回到浙江后 1 周内也没有吸烟，于是体重马上增加了 5 千克。笔者打算服中药配合戒烟，后来考虑到要写大量的书稿，熬夜时吸烟可以振奋阳气而提神，于是打算将书稿完成再戒烟。戒烟之难，很多时候不是因为心理原因，而是戒烟后会引起一系列的生理不适。所以戒烟当优先考虑烟叶之性对身体产生的作用，并进行合理调治。

舌头疼痛

病案 1 某男，记者。时常熬夜，每次熬夜后都见舌痛，严重时连吃饭和讲话都不方便。《黄帝内经》载“阳气者，烦劳则张”“夜半主阴，夜者卧”，烦劳会使人的阳气张亢，夜主阴，睡觉可以养阴敛阳，熬夜则使人的元气过于张亢，导致肾精损伤。肾精亏虚则无力制阳，于是虚阳上浮引起舌痛。因为患者的职业问题，只能为其缓解症状。嘱其平时按摩内关、太溪、太冲。口服肾气丸和五子衍宗丸。如有数日熬夜则将西洋参片或铁皮石斛泡水饮用。本患和笔者相识数年，一直以此方法治疗，再无熬夜舌痛。

病案 2 某男，70 余岁，好饮白酒，见皮肤脱屑瘙痒，如饮酒稍过多，则见舌痛。因为有酒精依赖现象，所以难以戒酒。这是酒热太过，使血热积毒，治疗当清热通腑以去积毒。因患者年老下元亏虚，在通腑去积毒之时得固养肾元。

处方： 生大黄，枸杞子，枳壳，菟丝子，党参，垂盆草，黄芩，巴戟天。

嘱其不适就服此方，数年来一直安好。

酒的种类繁多，不同的酒对人体的作用大不一样，白酒燥热，少饮用则能通经活血，过服则燥血伤精。

颈椎疼痛

颈椎病是常见病，因为电子产品的发展，人们的工作和生活环境与以前大有不同，所以患颈椎病的人越来越多。引起颈椎病的原因是人的颈椎长期处于一个固定的姿势，使颈部劳累。所以说，颈椎病是一种劳损病，治疗以补养为上。

治疗颈椎病，要参考经络学。颈椎的中间是督脉，两边是太阳膀胱经。督脉，统一身之阳，太阳膀胱主一身之表阳。脖子长时间不动，局部的气血就失畅，久之局部的经筋就失养，从而发生颈椎病。颈椎是由椎骨相连，类似于一个关节串，固定这些骨头靠的是边上的经筋，经筋劳损，颈椎会疼痛、变形、肿胀等症状发生。

肝主筋，肝血亏虚则筋失养，但肝血源于肾精，所以治疗颈椎病的根本在于补养肾精。因为颈椎的位置处于阳位，所以补肾养精得偏于阳化。局部疼痛则是因血脉不通，所以治疗得活血化瘀。但现在很多中医师治疗颈椎病，泥于《伤寒论》的葛根汤，将葛根当作治疗颈椎病的专药。关于葛根一药，笔者翻阅了很多本草专著和名医对葛根的论述，都没有找到用它来治疗颈椎病的依据。诚如张山雷的《本草正义》载："葛根，气味皆薄，最能升发脾胃清阳之气，《伤寒论》以为阳明主药，正惟表寒过郁于外，胃家阳气不能散布，故以此轻扬升举之药，捷动清阳，捍御外寒，斯表邪解而胃阳舒展，所以葛根汤中仍有麻黄，明为阳明表寒之主药，非阳明里热之专司，若已内传而为阳明热，则仲景自有白虎诸法，非葛根汤之所宜用。其葛根黄芩黄连汤方，则主阳明协热下利，貌视之，颇似专为里有实热而设，故任用芩、连之苦寒，则葛根似亦为清里之品；抑知本条为太阳病桂枝证医反下之之变，邪热因误下而入里，里虽宜清，而利遂不止，即以脾胃清阳下陷之候，葛根只以升举陷下之气，并非为清里而设，此皆仲师选用葛根之真旨。"近人用葛根治疗颈椎疼痛可使症状缓解，是因为葛根升发阳气，使颈椎局部有阳可用而血脉得以畅行之故。但这是针对有阳气不虚而升发阳气而已。颈椎病是慢性劳损，过于升发阳气，会使肾中阳气更加亏虚。

笔者治疗颈椎病，大多不用葛根，而是以狗脊、杜仲、菟丝子、鹿角片、巴戟天、鸡血藤等药为核心，如见疼痛明显，加桂枝；脉沉弱加生黄芪、炮附子；脉细加枸杞子；身体困重加白术、茯苓、泽泻；局部肿胀加皂角刺，总是以养肾通阳活血为核心。用葛根治疗颈椎病，是见上肢麻木的情况。因为葛根有很好的通络效果，升发阳气又不似麻黄、荆芥之属，仅取其气味轻而能通能升之意。

病案1　某女，教师。因为批改作业而见颈椎疼痛，见大椎穴处有一块肿胀，不时上肢麻木。舌尖边红，苔厚腻，脉沉细涩。此为肾元不足，清阳不升。治以补肾升清活血。

处方：菟丝子，巴戟天，葛根，桂枝，枸杞子，生黄芪，苍术，泽泻，茯苓，陈皮，鹿角片，皂角刺，鸡血藤，藿香。

局部用电吹风的热风吹，每日数次，吹后再涂风油精。治疗2周，诸证大减，颈椎处的肿胀亦大见消退。脉象见强，配合针刺委中穴，行针时嘱患者不断地扭动脖子和肩膀。又治疗半个月，局部肿胀消失。

颈椎疼痛是颈椎病到了较严重的地步，一般情况下颈椎是不会疼痛的。这类患者，主要见久坐者、过用手机低头者、伏案太过者等。这些患者，一是长时间保持固定的姿势，二是久视。久视伤血，血为肾精所化，所以治疗时一定要以养肾精为主，而不是过用活血通利药。

病案2 某男，武警。训练时脖子受伤，此后颈椎处逢阴雨天气和气温下降就酸痛不适。这是陈伤成痹，治疗当以痹证论治。见患者脉空大，舌淡胖，舌边齿痕，苔白腻。男人脉大为劳，舌象见阳虚有湿，治疗当以补肾温阳促气化而化湿，健运脾胃以升发阳气而化湿，另加活血祛风湿药为治。

处方：生黄芪，党参，菟丝子，鹿角片，巴戟天，泽泻，苍术，陈皮，威灵仙，桂枝，鸡血藤，当归，杜仲。

嘱患者平时自己用手搓局部，在搓之前涂些风油精，搓后再涂些风油精。患者前来治疗时，虽没说自己有腰腿酸麻的症状，但服药1剂腰腿酸麻就减轻很多，1周后患者前来复诊，脉象已不再如原来那样空大。上思路出入治疗近3个月，一切安好。

武警是一个苦职业，笔者以前习武深知过度训练之苦，运动过后一身是汗，一阵冷风，体表的汗又从毛孔进入体内（汗出受风,《金匮要略》有专篇论述，可以参阅）。因此对于运动太过的颈椎疼痛，要考虑风寒湿痹的原因。

病案3 某妇，75岁。近四五年日见驼背，颈椎疼痛不已。这是因为驼背后头向前伸，于是加大了颈椎的负荷，这是筋脉劳损为患，加上年高精亏，治疗当以补肾壮骨为要。

处方：枸杞子，菟丝子，巴戟天，狗脊，鹿角片，蜈蚣，当归，鸡血藤，黄芪，党参，陈皮等药。

治疗半个月，颈椎疼痛消失，背见稍稍有些伸直。因近冬天，以补肾壮督的膏方巩固治疗。次年患者来诊，见背部又比原来伸直了些，考虑到春季阳气升发，因为服了一个冬季的膏方，治疗要顺应天之阳气，在原方的基础上加桂枝、葛根，治疗月余，背部又伸直了些。因为身体没有其他不适，患者不再来诊治。2年后，患者因外感腹泻来诊，见患者还有些驼背，但与从前相比已经好了很多，颈椎亦不再疼痛。老年人驼背，主要是因肾气亏虚督脉不壮，治疗当以大剂养肾壮督为主。

肩膀疼痛

肩膀疼痛在偏远山村很常见，主要是因为偏远山村的农民要挑担子。笔者出生于偏远山村，亦经常挑担子，直到现在笔者的左肩上还有一个老茧。随着年龄的增长，去年笔者的左肩胛骨在劳累后亦会见酸痛，于是在痛处涂姜油刮痧，疼痛马上就会缓解，再服些养血通络的中药。冬天时，笔者泡了一瓶养精通脉的药酒，晚上写文章时喝点，肩胛骨疼痛大见好转。

另外，女性在更年期时常会见肩膀疼痛，因为更年期肾气不足，精血大亏，筋脉失养。笔者母亲更年期时就见肩膀剧烈疼痛，严重时碗都拿不起。笔者先用养血祛风药治疗，效果平平；后用补肾养精药治疗，亦效果平平。最后笔者用当归羊肉汤治疗，服用数次后见效，之后笔者母亲的肩膀再没疼痛过。

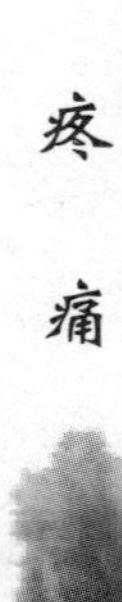

病案1 某妇，56岁，绝经3年。患肩膀疼痛一年半，疼痛严重时服西药止痛无效。当时笔者在横店集团医院上班，笔者说起当年笔者母亲的情况，对方听后觉得还是食疗方便，于是自行买羊肉当归炖食，疼痛反而加重，于是又来治疗。细问得知患者过服消炎止痛药，使脾胃受损。西药的消炎止痛药对胃的副作用较大，如果胃溃疡患者过服，可能会引起胃出血。患者因为肩膀

疼痛就服止痛药，使脾胃受损，运化不利，从而内生痰湿。当归羊肉之性偏温，于是造成湿邪闭阻经络，导致疼痛加重。患者舌尖红，苔厚腻而偏黄，脉象弦数。

处方：生薏苡仁，泽泻，苍术，鸡血藤，威灵仙，厚朴，陈皮，生黄芪，当归，益母草，菟丝子，桂枝，白茅根。

治疗数剂而疼痛止。患者见疼痛消失，又去买羊肉当归吃，疼痛又反复。笔者很奇怪地问对方为什么已经无效的治疗还要去试。对方告诉笔者，听说笔者母亲用此方后效果好，应该是有用的。笔者很是无语，笔者母亲虽说服用羊肉当归汤，但笔者会在母亲的饮食方面进行调整，通过其他菜肴把羊肉当归汤的副作用进行抵消，此患者不懂医，不识药，不对路了还要服用，后来又通过运中化湿、养血通脉治疗而愈。

病案2 某男，经常落枕，落枕时以肩膀疼痛为主，这是阳气亏虚无力温煦所致。夜里阳气闭藏，入睡后血流变慢，血得热而行遇寒则滞，所以夜里被子没盖好肩膀受寒则血脉滞涩而疼痛。治疗当温阳行血。

处方：生黄芪，党参，炮附子，麻黄，桂枝，葛根，鸡血藤，当归，陈皮，菟丝子。

治疗半个月，再用枸杞子、鸡血藤、党参、巴戟天、泽泻、菟丝子、鹿茸片等药泡药酒饮用，此后再无落枕肩膀疼痛。

上肢疼痛

上肢疼痛指上臂、肘关节、前臂、腕关节、手指关节等部位疼痛。引起上肢疼痛的常见疾病有，肱骨外上髁炎（俗称网球肘）、腕管综合征（俗称鼠标腕）、腱鞘炎、类风湿关节炎引起的多关节受累等。另外拳击、散打运动员，也常见肘关节受损疼痛。

上肢疼痛，除了明显的外伤，主要都是以虚损为主。各种慢性劳损引起的疼痛，虽说有“不通则痛”的原因存在，但不通则气血不能有效地输送到局部起到润养作用，所以必定同时存在“不荣亦痛”，更何况慢性劳损，本就亏虚，治疗慢性劳损的疼痛，主要在于补养疏通，以补养为主，疏通为辅。另外，对于类风湿关节炎患者，局部虽见气血郁滞不畅，但根源还是以元气亏虚为患。笔者治疗较多类风湿关节炎患者，几乎所有的类风湿关节炎患者找到笔者治疗时都已易医无数。多数患者来笔者处求治时会把前医的处方、检查报告等资料一并带来，这对笔者来说是一个很好的学习机会。笔者见目前治疗类风湿关节炎的主要思路是“祛风湿药 + 活血化瘀药 + 虫类药”，即使是一些名气很大的专家也用一样的思路。所用之药，无非是以独活、威灵仙、乳香、没药、红花、皂角刺、穿山甲、地鳖虫、水蛭、川芎、桂枝等药为主。而当归、鸡血藤具有养血作用的活血药反而应用频率不高。要知，类风湿关节炎从西医实验诊断来分析是一种免疫缺陷方面的疾病，免疫力不足，从中医角度来说，自然是元气亏虚，治疗在于补养，这是很简单的道理。

上臂疼痛

病案　某妇，53 岁，缝纫工人，绝经后见右上臂疼痛不已，中医以祛风湿药和活血药治疗，初起效果很好，但渐渐的效果变得不明显，最后此思路无效，只能服消炎止痛药止痛。2013 年到横店找笔者治疗，见患者形体偏胖，面色黧暗，肌肤甲错，脉弦细涩而偏数，无力。舌淡暗，成片瘀斑，苔薄腻。患者痰瘀互结很明显，主要是因近 1 年来过服消炎止痛药损脾伤胃，导致内生痰湿，从而阳气不能通于四肢，四肢中有虚损的部位滞而不通发生疼痛。患者月经已绝，气血亏虚，治疗当以补养气血为上。

处方：炒白芍，桂枝，生黄芪，党参，枸杞子，菟丝子，陈皮，茯苓，生白术，半夏，泽泻，炮附子，葛根，当归，鸡血藤。

处方中润养药和辛燥药一起应用，使药润补而不滞，燥而不伤血。1 周后患者前来复诊，告知当天抓药来服，夜里就见疼痛好转，服药两三天患处就不痛了。以上思路巩固治疗 3 个月。后来患者带其母亲来笔者处治疗胃痛，见患者面色红润，形体也消瘦了不少。

肘关节疼痛

笔者当年在湖南习武，刚开始练习直拳时，因不知要领，打拳时手臂伸得过直，不到半个月见肘关节疼痛不已。时值有同学发现一只蜈蚣，笔者将活蜈蚣抓来放于白酒中浸泡，有时饮用，有时外擦局部。晚饭后在宿舍里用热毛巾局部热敷，热敷后再外搽些药酒。疼痛渐消，后来打拳不伸直肘关节，肘关节也就不再疼痛，直到现在二十年过去了，肘关节都没有痛过。

某伐木工人，因手臂用力太过，导致右肘关节疼痛。后来有村民告诉他用糯米酒，加生姜、红糖一起煮熟后服用，可以止痛。此人按方服用半个月，肘关节疼痛完全消失。糯米酒温润能养，加上红糖甘温润养，对于一个长年在山林里劳作的人来说，是很好的滋养补品。酒性能通血脉，加上生姜之辛温通散，又有很好的活血祛风湿效果。笔者从小在山村中生活，在山林里干活被雨淋是常态。劳累汗出又被雨淋后，用生姜、红糖煮糯米酒治疗，效果的确不错。此患不是笔者的患者，而是笔者小时候同村的长辈，虽事隔多年，但记忆犹新，因此录之。

腕关节疼痛

2016 年上半年笔者在余杭因熬夜写作太过，见右手腕疼痛。有朋友见笔者手腕疼痛，说这是“鼠标腕”，故笔者叫对方送几斤糯米酒（笔者喜饮白酒，但白酒性燥，而糯米酿的黄酒则较温润）。笔者每晚写作时喝半斤糯米酒，再在腕处涂些风油精搽热，如此治疗一两次，疼痛消失。

病案　某妇，常年做手工，腕关节疼痛不已，用红花油外搽则过敏而痒，服药治疗又不见效果。一次患者来门诊部买药，问笔者能否治她的腕关节疼痛。

处方：桂枝，当归，威灵仙，白芷。

嘱患者把药煎好后，以手腕能承受的水温泡手，一次泡十多分钟，每日 2 ～ 3 次。泡手后，药不要倒掉，可以反复使用。1 个月后，患者因小孩腹泻前来诊治，自诉用此方法泡手一次，腕关节就不痛了。

腱鞘炎

笔者习武时会用手掌击打硬物，于是右手手指掌内侧关节有一粒如黄豆大的硬块，疼痛不已。笔者便停止击打硬物的练习，自行按揉局部，按揉的力量很重，次日局部疼痛更严重，但还是不停地按揉，越痛越用力按揉。并且时常用热水烫手，如此半个月下来，结块消失，不再疼痛。

后来在生活中也有人患腱鞘炎，笔者亦教对方以此方法自己用力按揉患处，并对工作习惯进行适当调整，都得到了很好的治疗效果。

附：类风湿关节炎

类风湿关节炎是痹症的一种，但又不同于一般的痹症，初起以手指小关节疼痛、肿胀、畸形、晨僵等为主要表现，病势发展严重可累及下肢膝关节。本病发作时关节疼痛剧烈，严重影响人的生活质量。目前西医主要以激素治疗，但激素是一种免疫抑制剂，类风湿关节炎本来就是一种免疫缺陷疾病，再用免疫抑制剂治疗，只会使人的免疫力更加低下，如果长期服用，还会使骨钙流失，造成骨质疏松。中药方面有雷公藤片等，但总体效果并不理想，并且中医方面能治疗本病的中医师也极少。大多数中医师治疗本病，还是泥于祛风湿药和活血止痛药，虽说这些药物初起时对症状有一定的缓解作用，但这类药具有耗血伤精的副作用，越治使人的元气越亏虚。

类风湿关节炎主要累及的病位是四肢关节处的筋经。从中医五脏功能上讲，脾主四肢、主营，肝主筋、藏血。类风湿关节炎的关节肿胀畸形，不是骨头变形，骨头是不会肿胀畸形的，而是筋的肿胀畸形。肝藏血而主筋，肝血足则筋软而润滑不会发生肿胀畸形，肝血亏虚则筋失养而发生肿胀畸形。肝血源于肾精和脾胃对食物的营养吸收，因此治疗类风湿关节炎，主要在于从肝、脾、肾论治。肝在于柔筋，脾在于生营，通阳于四肢使四肢血脉通畅，肾为一身气化的根本，脾之运化在于肾气的升发。至于病患局部的散结通络，在于分消，而不在于单纯的活血化瘀。

病案 1　卢某，女，患类风湿关节炎，手指肿胀畸形。当时笔者在横店集团医院上班，患者前来诊治，见患者舌边胖暗，舌中间又很薄，形体干瘦，面色萎暗。脉沉细弱无力。这是阴阳两虚，治疗当阴阳并补，偏于温阳化湿通络。

处方：生黄芪，威灵仙，当归，苍术，生姜，菟丝子，桂枝，炮附子，枸杞子，巴戟天，鸡血藤，蜈蚣等药。

患者自己煎药，第一、二煎的药内服，第三次煎的药用来烫手。2010年冬天虽下了好几场雪，但还是使畸形的手指康复。

病案 2　卢某痊愈后，介绍一位类风湿关节炎、干燥综合征患者前来就诊，此患者以口眼干燥、形体干瘦、心烦失眠、脉细涩而数、舌干瘦等精亏表现为主要见症。

处方：生地，当归，鸡血藤，天花粉，百合，蜈蚣，党参，威灵仙等药。

治疗效果理想。可见类风湿关节炎，有阳虚和阴虚的不同。卢某治以补气温阳为主，而她带来的患者则以养阴通润为主。

病案 3　某妇，河南人，患类风湿关节炎二十余年，双手指关节变形，两膝关节畸形肿胀，生活不能自理、不能行走。2017年前来就诊，见患者面暗体瘦，脉细涩而数，舌干红无苔，一派精亏失养之象，开具润通处方。

处方：当归，白芍，麦冬，蜈蚣，鸡血藤等药。

治疗2个多月，效果理想，但疼痛的部位发生转移，主要疼痛部位在腿外侧阳陵泉到风市穴顺着足少阳胆经，于是用小柴胡汤加养血通络药为治，疼痛好转，人可以下地行走，但需人搀扶。2018年正月初，患者来金华天青坑找笔者治疗，此时患者可以自己扶着楼梯的扶手爬上楼了。见其脉沉弱无力而浊象明显，这是气阳两虚湿邪闭阻，治疗以补气温阳、养血通络。

处方：生黄芪，鸡血藤，葛根，蜈蚣，威灵仙，菟丝子，巴戟天，陈皮，当归，石菖蒲，皂角刺等药。

2018年3月，患者叫笔者改方，说可以自己行走了。2018年6月，患者的身体又有些不适，因为此时浙江处于梅雨季节，而河南则是天晴燥热。天气热则阳气外浮内阳相对不足，于是见脾胃运化不利，吃水果则腹泻，平时尿频，体力不支，脉象沉涩浊，舌淡暗胖苔腻。治疗以运脾补肾，散结通络。患者病程较长，经1年的治疗，虽可以做到生活自理，但因为年过花甲，肾气亏虚，想要恢复得同正常人一样，已不太可能，但由原来的生活不能自理，到可以自己行走，效果已经很好了。

从上述3例患者来看，可知治疗类风湿关节炎，没有固定的处方，因为患者身体亏虚，随着天气、饮食的变化等情况，在治疗过程中会有很多变症，面对这些变症都要及时的给予针对性的治疗，否则会严重影响治疗效果。

胸　痛

胸痛要区别胸骨疼痛与胸部的内脏疼痛。胸骨疼痛用手按压胸骨局部就会感觉疼痛，而内脏疼痛则是在身体内深处的疼痛。

从经络上看，胸部中间是任脉，循乳房而过的是胃经。任脉任一身之阴，胃主通降与脾主升清，形成对人体气机的升降枢纽。而两乳房中间是膻中穴，为人体八会穴的气会，所以胸骨疼痛主

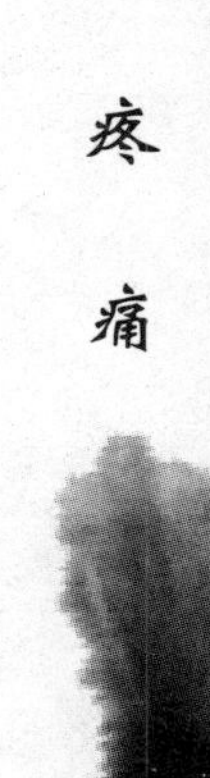

要是气郁为患，治疗在于疏肝理气；而乳房疼痛治疗重点则在脾胃。

乳房疼痛，女性多于男性，主要见乳房结块疼痛，中医治疗主要以理气疏肝为主，但都是初起有一定效果，后来越治结块疼痛越严重。小师姐曾问笔者治疗乳腺增生结块的方法，笔者告诉她笔者创立了黄芪麦芽汤治疗乳房病，效果很好。乳房结块不是一日而成，得有一个气郁的过程。气郁，指清阳失升，清阳失升，脾胃失运，气机升降则不利，于是上浮之阳不能下潜；脾胃失运则生食积，积滞不通便结成块。因此治疗核心在于脾胃的运化。朱丹溪的越鞠丸以苍术为君，再辅以神曲，可见这是以运中为核心的治郁之法，有热加生栀子；有瘀加川芎；气滞加香附，这才是越鞠丸的深意。但此法在于治标，不在于治本。久郁之人，脾胃失和，后天之本匮乏，气血自然不足，再以疏通治标，只会使元气更亏，因此对于乳房病的治疗，用疏散治标，实不可取。朱丹溪后创逍遥丸，谓为疏肝健脾，但从整个组方上来看，逍遥丸的通散效果远不如越鞠丸，但对于虚证之补益，又显得力道不足，因此现在中医师治疗乳腺增生这类乳房有结块的疾病，用逍遥丸效果平平，就在于此。

笔者见众多中医师治疗乳房结块疼痛，多以逍遥丸加理气活血药，如川芎、橘叶、橘核、香附之属，但效果平平。这是因为久郁之后，气血不足，再以疏散为治，只会更加耗伤气血，所以病越治越重。

虚要补，气机的升发，有因郁之气滞痰阻之类使气机受阻；也有因虚而无力升发，久郁就是气虚无力升发为患。所以笔者重用生黄芪，补气以促升发，再加麦芽。麦芽一药很有意思，因为芽性有向上升发之能，又能消导而促进胃之通降，所以麦芽可运转中焦之枢。笔者对于医药之事向来留心观察，如妇女断乳都会使用麦芽。哺乳时，由于婴儿不断吸吮，所以乳汁排空不会发胀。断乳时，乳汁无法排出而滞阻，使乳房结块不通。断乳妇女使用麦芽可使断乳后的乳房结块滞阻疏通，进而消除乳房疼痛的结块。这是笔者创黄芪麦芽汤的核心用药思路。黄芪麦芽汤以生黄芪和生麦芽为核心用药，意在补气运中，促进气机的升降。如脉沉弱而无力的久郁而阳虚，加巴戟天、炮附子、桂枝之属；如郁热伤津，则加天花粉、浙贝母这类可以清润又可以散结的药；如有热之结，可加红药子、浙贝母、蒲公英之类清热散结；如见胃痞不降，可加山楂、神曲、大黄之消导；见脉涩滞加当归、红花通血；见脉浊加苍术、厚朴以化湿；如见脉细涩加枸杞子、菟丝子、党参润养；如见结块边界不清，西医诊为乳腺癌，也一样以生黄芪和生麦芽为核心用药，笔者治疗乳腺癌患者较多，效果都很确切。

病案1　某男，因民间借贷问题而郁闷不舒服，见膻中穴处疼痛，手按则刺痛，口烦渴，胸闷太息，脉弦而数。

处方：枳壳，陈皮，厚朴，麦芽，神曲，当归，川芎，葛根，党参，天花粉。

针内关、膻中、足三里、血海，针后症状随之缓解。数日而愈。

病案2　某女，失恋后暴饮暴食，见胸憋闷胀痛不适，但无法控制饮食，心烦不眠，舌苔黄腻。此为食积不运，治以消导。

处方：山楂，神曲，麦芽，大黄，川芎，当归，苍术，厚朴，枳壳，黄芩，生山栀。

药后排出大量恶臭大便，胸闷痛止。

这两例病案是气郁之患，元气未伤，治疗以疏导为上。

病案3　某女，乳腺癌术后，虽有腋下淋巴转移，考虑到放化疗的副作用，手术后决定先以中医调治，观察后再作决定。因家中琐事，心中郁闷，手术后乳房一直疼痛。脉细弦涩而无力，舌尖红有芒刺，舌中根苔厚腻。上焦有热，中下焦有寒湿，这是因术后在医院输抗生素导致脾失健运。

处方：蒲公英，浙贝母，天花粉，厚朴，苍术，生黄芪，麦芽，菟丝子，当归，川芎，泽泻，肉桂，茯苓。

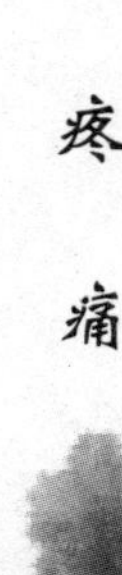

调治半年余，医院检查一切正常。于是停药，嘱其定期复查。二十年后，病情稳定，一切安好。

病案4 某女，因工作压力大，又与男朋友吵架。因为不知怀孕，吵架过程中流产。于是见两乳房胀痛，整个胸部和腹部都胀满不舒，排气恶臭。这是虚而有滞，因病标重，治疗以疏通为主，待气顺后再调补身体。

处方：香附，枳壳，陈皮，川断，当归，益母草，败酱草，生黄芪，麦芽，川芎，厚朴。

针内关、足三里、天枢，用泻法，针后不到1小时排出黑暗大便甚多，诸症随之而减。后用药调治，数剂而安。再拟补养气血巩固调治。

病案5 某男，久郁见乳房疼痛，去医院检查诊断为乳房小叶增生。患者一直以为只有女人会患此疾，于是愈加郁闷，乳房疼痛更甚。因患者爱人患崩漏来找笔者治疗，于是患者亦一起来治疗。见脉细无力而偏涩浊，舌淡胖，舌边齿痕，苔薄腻。此为阳虚无力升清为患，治疗当温阳以助气机升发。

处方：炮附子，桂枝，红花，生黄芪，麦芽，陈皮，姜半夏，当归，川芎，苍术，菟丝子。

治疗半个月，一切安好。

病案6 某女，患乳房小叶增生数年，月经来前十余天就见乳房疼痛，严重时衣服触碰乳房也会疼痛。初起用活血理气药治疗，效果很好，1剂药疼痛就消失。后来渐渐失效，易数医治疗方法均相同。笔者见患者脉沉弱几无，这是气阳大亏无力升发的表现。但患者又见形体干瘦，这是阳虚不能化阴，津液不能输布，所以见形体干瘦，治疗还得以补气温阳促进气机升发为上。

处方：生黄芪，炮附子，干姜，当归，麦芽，川芎，桃仁，菟丝子，枸杞子，陈皮，白僵蚕，益母草。

患者久病知医，见笔者处方中重用生黄芪100克，很吃惊，谓生剂补气会使乳房更痛，笔者说起王清任补阳还五汤的用药原理，对方觉得有理，于是放心服用。1剂药后，疼痛大减。次日再来向笔者咨询。笔者说："气为血帅，血为气母。血不行有两方面，一是气滞，二是气亏。气滞要疏通，气亏要补益。你脉沉弱几无，这是久服理气活血药耗伤气血。治疗以重剂补气药为主，一是取补气生血，二是补气运血，三是补气升发。另外，处方中还有些活血药，使血行载气而行，于是气血都行。"治郁之药，久郁要活血以行气，切不能以理气为主。

这些病案，多为虚中有实的乳痛，治疗上不但要权衡虚实，还要时时顾护元气。

病案7 某男，海军复员，一直坚持游泳，并且坚持冬泳。50岁时，偶见胸闷气短，四肢不温。但依然坚持每天游泳，三四年后，胸闷更严重，医院诊断为冠心病，自此后虽没再游泳，但胸闷却时会发生。2011年冬天夜里，心绞痛发作，急去医院急诊。此后如饮凉水、吃水果、天气转阴冷都时不时会见心痛。看中医，治以温阳活血，初治有些效果，久之则无效。《难经》载"损心要调治营卫"，营指血阴分，卫指气阳分。心要有血养才行，患者因早年运动太过而损心，后来冬天坚持游泳又伤阳，虽说中医治以温阳活血，但反使阴血亏虚心失所养，于是病情更加严重。笔者见患者指甲青瘀，舌瘀暗，脉沉涩而迟。这是阳虚血瘀无疑，但温阳要考虑到阴生阳化，阴阳互生之理。治以调和阴阳。

处方：桂枝，葛根，当归，鸡血藤，丹参，炮附子，生黄芪，党参，菟丝子，枸杞子，苍术，陈皮，石菖蒲，郁金，地龙，茯苓。

治疗半年，心痛没再发作。再以上思路拟膏方巩固治疗。

上腹部疼痛

上腹部指脐以上、膈以下的腹部，此部位包含的器官主要为胃，因此现在很多中医师将上腹痛与胃痛画等号。但上腹部内脏疼痛，不全是因胃部疾病引起，胆囊、胰腺、肝等部位的疾病也会引起上腹部疼痛，但这些器官疼痛的性质与胃痛不同。这些器官因炎症引起的上腹疼痛，主要以胀痛和憋闷痛为主，因为其病邪是湿热，湿性黏滞缠绵，所以湿热之性不像其他病邪的热那样畅快。胃湿热引起的上腹部疼痛，会见明显的固定部位疼痛，而肝、胆、胰腺等部位引发的疼痛，大多没有固定的疼痛部位。

另外，上腹部疼痛不仅有身体内在的器官疼痛，还有上腹部肌肉疼痛。上腹部肌肉疼痛主要以受寒为主，经络受寒的上腹部疼痛，表现为寒痛（手按上腹部，或热水袋外敷会好转），亦会见上腹部胀痛，用力呼气或平卧则疼痛加重，热敷后疼痛会向下转移到小腹部，排气后疼痛消失。笔者父亲行胃部手术后，元气亏虚，不耐寒，受寒后，则见此种虚寒性上腹部疼痛。对于虚寒性上腹部疼痛，治疗在于温敷，但严重腹痛者温敷无效。记得当时笔者在庆元县城居住，父亲腹痛不适，服用温胃舒颗粒和午时茶颗粒无效。笔者叫父亲喝些白酒，酒后三五分钟，自觉腹部有气转运，10 分钟后排气，腹痛消失。此后父亲只要见腹痛就喝些白酒。因为白酒性大热而能通散，所以取效迅速。

虽说胆囊炎、肝炎等亦会引起上腹部疼痛，但多见胁痛，腹痛少见。上述的虚寒肌肉疼痛病机简单，亦不作为重点。因此，本文以论胃痛为主。

胃痛指胃体因受邪导致血络不通而引起的疼痛。胃痛虽有虚有实，实以食积、气滞、寒凝、瘀血、痰阻等为主，虚则以气血阴阳的虚损为主。治实用通降祛邪，治虚用补养。但纯虚少见，因为虚则血络不通（气阳虚则无力运血，阴血虚则血络不充而瘀滞，不通必见局部不荣，不荣必见局部不通，治痛之要，不外从不荣和不通中寻找），所以虚证胃痛，也一样要疏通。

胃主通降，治疗胃痛，不是机械地见痛治痛，而是要解决胃的通降问题。胃的通降恢复正常，邪不能留，病才能好。但亦不可通降太过，气机热则升、寒则降，脾胃虚寒之人，气机升发不利，多见气机沉降太过，比如胃虚寒失运者，食生冷会见完谷不化。因此治疗胃病，维持正常的通降很重要。

引起胃的通降不足和太过，有虚实两方面原因。虚多以气虚、阳虚、阴虚为主，血虚少见。脾主气，胃的通降得以脾的升清为主导，如果脾气虚升清无力，则胃不能消食而不能通降；脾升发太过，则胃不能通降。比如完谷不化的腹泻，主要就是因为脾阳虚，升清不足，不能为胃运化，所以气机下陷而见腹泻；如胃积热太过，热性上扬，于是脾的升发过强，气机就不能下降，见便秘。脾的升清和胃的通降比例相对平衡，人体气机的升降就正常，升太过或降太过都会生病。胃为贮食之器，要把胃里的食物消化掉，得有脾的健运为动力，所以治疗胃病一定要健脾。

那么如何诊断胃的通降太过与不足呢？

六腑主通降，胃的通降太过，主要以大便的次数、性质等来区别，比如大便偏溏、次数多，这是通降太过；如果见便秘，则是胃的通降不足。另外，还要注意胃脘处的感觉，比如消渴病的消食太过，就是胃排空太快，人会时常出现饥饿感；大便正常，但胃脘处痞闷而胀，这是胃排空较慢。治疗胃痛，一定要把气机升降作为最关键的问题。

病案 1　李某，女，正餐多不吃饭，以水果为主食，如此近 2 年。见月经后期，痛经，大便不畅（便吃泻药），胃刺痛（进食后疼痛）。脉沉细无力而偏涩滞不畅，舌淡暗胖，舌边齿痕，少有瘀斑，但舌面又有数粒火红的芒刺。这是过食生冷伤了脾阳，使胃不能运。血遇寒则滞，饮食入胃，胃蠕动需要大量的血液供应，血滞则胃失运，所以刺痛。治疗当以温阳运中、活血化瘀为上。

处方：干姜，生姜，厚朴，枳壳，生大黄，焦三仙，炮附子，桃仁，当归，川芎，菟丝子，生黄芪。

另外，在上腹部及脐部涂些白花油。按摩内关、足三里。患者一剂而痛止。因月经将来，嘱其在原处方上再加红花，以促进寒瘀随月经外排。

病案 2 某男，农民。夏天野外劳作口渴饮山泉水后见腹泻。于是煎服生姜、艾叶汤，腹泻止。数日后参加喜宴，宴席后见胃痞胀不运，数日后见胃痛胀痛不已。来电话向笔者询问如何应对。笔者教对方去山涧有小瀑布处取六七块拇指大的石头置于火中烧红，将生米、熟饭一并放在锅里烧至焦黑，再把烧红的石头与焦黑的米饭混合放在碗里，倒入生冷之水，一口气把水喝掉。对方喝此水后，不一会儿觉得整个腹部绞痛不已，排出黑暗大便甚多，胃痛如失。这是庆元老家的民间偏方，效果很好。

病案 3 某男，十二岁。自上幼儿园后体弱多病，时常感冒发热。小学三年级后，常见早上 4 ～ 6 点上腹疼痛，过一会儿疼痛下移见整个腹部疼痛，排出溏稀样大便。中医曾治以痛泻要方，无效。这是虚寒疼痛，治疗得以补气温阳，促进气机的升发为主。

处方：当归，川芎，生黄芪，干姜，紫苏叶，苍术，厚朴，补骨脂，炒山药，焦三仙，菟丝子。

治疗两三天就不再腹痛、腹泻。

病案 4 某男，吃火锅时饮白酒过量，见胃烧灼样疼痛，吃清热解毒药后又见纳差不思食。此为热灼伤阴，清热解毒药虽寒凉，但不能润养，治疗得清养而通。嘱其每天吃一个生梨子，数天后一切安好。

病案 5 2017 年浙江过于燥热，某女月经后见胃隐痛，心烦，大便干结。来电话询问，嘱其用温凉开水冲蜂蜜后服用，数日而安。

胁 痛

胁部指胸前两侧肋骨处，为足少阳胆经循经之处，所以胁痛多与胆气不通有关。胃大部分位于左季肋区，胃痛一般不会见胁痛（胃痛有气滞、血瘀、寒凝、阳虚、阴虚、气虚、食积、痰滞等原因。只有气滞和食积会见整个上腹部及胁处疼痛，气滞表现为整个上腹部胀痛，食积以胃部饱闷感为主，上腹部胀痛较轻，并不会只见局限胁处疼痛）。肝胆疾病的胁痛，主要以右侧胁痛为主（胆囊炎发作疼痛有时会向背部放射，因此治疗背痛如见湿热，要考虑到清肝利胆，有时即使没有确诊胆囊炎，用金钱草、车前草等治疗，也一样能取得理想效果。因为中医治病针对的是病机，病机相同，用同样的药都有效果），左侧同时疼痛的不多见。如果两侧胁部同时疼痛，多因情绪郁闷（情绪郁闷者有见一侧胁痛或两侧同时疼痛，也有只见胸口膻中穴处疼痛，也有见胸口膻中穴及胁处都疼痛。疼痛以胀痛为主，但手按则见刺痛）。

病案1 某妇，因炒股与爱人吵架，见胃脘痞、胸胁及乳房疼痛，服用中成药逍遥丸，乳房疼痛稍有好转，但胃痞及胁痛依旧。于是去医院求中医治疗，治以疏肝理气，服药1剂疼痛减半，但胃脘痞依旧。1周后复诊，中医师在原处方上再加消食药治疗，胃脘痞亦大见好转，患者觉得此方神效而珍藏之。此后稍有不适就用此方治疗。时日一久，发现月经量开始减少，并且经期提前，但不以为意。后来觉得月经前期人会烦躁失眠，且月经量越来越少，于是去看原来为她治疗胸胁痛的中医师，又治以活血化瘀。药后月经量增加，于是患者见月经量少就服此方，但人的脾气变得越来越急躁，稍有些不顺心的事就发脾气，并发胁痛。原来帮她治病的中医师为她治疗数次未见病情好转，易医数位，都是效果平平。

2019年，患者因失眠、心烦、胁痛、乳房疼痛、月经量少几无、腰酸痛、潮热、胃痞等症状来笔者处治疗。见患者形体干瘦，面色萎暗，但两颧潮红。舌干瘦，舌尖绛红。脉沉细涩而无力。患者向笔者详细地叙述了发病及这些年的整个治疗过程，取出大量中医处方。笔者见处方多数用柴胡、香附、元胡、川芎、黄连、生栀子等疏肝理气、清热泻火为治，期间有些医生又用了很多清热养阴药。这是患者因为过服香燥理气活血药耗伤了精血，时不时地会有一两个处方用大队清热养阴药，又因药过阴寒伤了中焦脾胃。治疗精亏之人，切不能急，此患者要用半年时间来补养，到了冬天再用膏方巩固”。

处方：炒白芍，枸杞子，菟丝子，补骨脂，党参，百合，麦冬，半夏，陈皮，焦三仙，当归，威灵仙，郁金，桑叶等药。

上方大剂予之。另外，针刺太冲、太溪、内关诸穴。当天夜里患者就可以入睡，诸症大减。治疗半个月，月经将来，再加桃仁润通，排出诸多瘀滞物，一切安好。再以补气固肾养精药治疗四五个月，患者体重增加了 3 千克。

治疗因情绪郁闷引起的胁痛，用疏肝理气法往往一剂见效。于是疏肝理气的治疗就成了治疗胁痛的专用思路。但这是治标之法，是针对人的元气没亏虚的应急治疗。如果患者见脉沉细无力，这是下元亏虚，无力升发气机，从而导致肝气郁滞不疏泄，治疗的根本在于大补肾气，在此基础上再酌加些风药升提气机、加些活血理气药疏通气血。如见胃痞食积，需运中消导，气机郁滞则脾失阳运，于是胃失和降。如见郁积化热，不能过用寒凉，因为气赖血载，血遇寒则滞，血滞则气亦滞，而要用清凉疏散之品，如桑叶、郁金之属为治。郁久则瘀，治疗要通瘀，如果是妇女，可选择在排月经之时攻瘀，使体内瘀血随月经而去。郁久化热多见伤阴精，治疗要润养疏散，取一贯煎水中疏木的思路，但一定要加些许活血通经之品，如脉细则清养中加当归；阴精亏虚而热象明显，可用丹参、益母草、白僵蚕、郁金等清而通之，切记少用黄连之类的苦燥药。

病案 2 某男，患胆结石、胆囊炎。时不时发生胆绞痛，如进食油腻或难消化的食物则见胁痛、口苦、恶心欲吐，舌淡暗，苔腻而偏黄，脉浊数而虚大。审前医治以金钱草、海金沙、车前草等大剂寒凉药。这是因过服寒凉损了脾胃，从而运化失司而生湿。

患者本就有湿热病，脾胃再损，于是湿热永不得化。治疗湿热病，切不能见热就用寒凉，而要考虑到热因湿起，湿去则热除。湿为阴邪，治疗得运中温化，不能过寒凉。

处方：金钱草，垂盆草，茯苓，泽泻，威灵仙，干姜，柴胡，黄芩，滑石，厚朴，生黄芪，焦三仙，半夏。

治疗数日，胁痛、口苦、恶心等症状消失，前后治疗月余，医院B超检查，胆结石已不见。

小腹痛

小腹是脐以下到耻骨以上的身体部分。小腹部包含的器官有肠、阑尾、膀胱等，女性有子宫、卵巢等，男性有前列腺、输精管等内生殖器官。这些器官的病变都会引发小腹疼痛，受寒也会引起小腹疼痛，因此小腹疼痛的病情较复杂。中医药大学的《内科学》教材，关于腹痛有专门的论述，但想要应用于临床治疗是远远不够的。治疗小腹疼痛一定要结合妇科、男科、外科等相关内容。

因为小腹处于下焦，下焦是身体元气的贮藏之处，维持生命的气机发于下焦，传于中焦，散于上焦，再到周身。所以下焦病变，多以寒湿之邪为主。寒性和湿性都向下行，并且都会伤阳，所以下焦疾病之标多见阳虚引起的湿瘀互结（当然也有阴虚，但阴虚多见虚火上扰，且小腹处于阴位，阴虚的腹痛不是没有，只是少见而已。比如有些女性月经过多，在月经干净后会见小腹疼痛，这是由于阴血下行后子宫失润养引起的疼痛），比如各种慢性炎症，主要是因为气阳两虚，气机升发不力，造成湿邪和残阳下陷，从而形成湿热互结引发疾病。

对于区别引起小腹疼痛的疾病，很多时候单纯通过中医的望、闻、问、切是不够的，如膀胱癌、子宫内膜癌等各种癌症，就要通过先进仪器进行确诊。还可以根据特殊部位的疼痛和疼痛的特殊性质进行区分，如阑尾位于小腹的右下角，急性阑尾炎疼痛的特点是按压阑尾后有跳痛；妇科炎症的疼痛多见月经、带下的颜色、气味改变，并且多伴有腰酸痛；膀胱炎伴有小便的异样；痛经疼痛的时间伴随着月经周期性发生。另外，因为小腹是元气的贮藏之处，所以脐部和耻骨部疼痛，多与肾气亏虚有关。

肾气亏虚则无力升清（气机升发的原动力在于肾），因此治疗下焦之病，多以补肾升清为主，特别是以湿邪为患的疾病，一定要考虑气的升发（清阳不升则湿浊不降），即使见下焦湿邪严重的疾病，也不能过用利水药。《黄帝内经》针对下焦湿阻所讲的“下而竭之”，也是要温升而“竭”，比如《伤寒杂病论》中的五苓散、苓桂术甘汤、真武汤，以及后世的三仁汤，都有在下行的渗利之中加桂枝、附子等升发之剂以促进气机的升发。对于小腹疼痛的治疗，有实邪一定要祛除，邪不去则难补。但也不能见痛就用通利祛邪，攻邪太过反伤元气。

病案1 笔者亲人2002年右小腹疼痛，伴发热，庆元当地医院诊为肠炎，给予抗生素治疗半个月，胃纳大减，疼痛未消，用手按疼痛部位可触及如核桃大小的肿块，医院建议手术切除。因为笔者当时不在庆元，于是家人给笔者打电话叫笔者回庆元，问大便情况，知近半个月大便2次，这是体内有瘀滞不通，治以通腑攻瘀、和胃健脾。

处方：生黄芪，苍术，枳壳，厚朴，皂角刺，生大黄，葛根，败酱草，桃仁。

治疗半个月，肿块消失，疼痛亦瘥。

病案2 某妇，夏天在户外活动太过，见小腹疼痛，并见尿黄赤、尿频急、尿痛，此症状符合热淋的表现。因当时在户外，见路边有地蜈蚣草，于是取来于小溪中洗净，用石头捣烂后绞汁服用，并用手指按摩太冲穴，不到1小时感觉疼痛有所好转。经过一山村，见有村民种西瓜，于是买了个西瓜吃，尿转清则小腹不再疼痛。对于急性热淋的治疗，要及时快速，不能待病情严重时才开始治疗。因为热邪困在下焦，急治在于通利，西瓜有很好的清热利尿效果，可作应急之品。另外清热解毒的鲜草药绞汁服用比干药煎煮服用的效果要好得多。

病案3 某男，6岁，不时脐部疼痛。家长带患儿去医院，诊断为寄生虫引起的疼痛，于是给予杀虫药治疗，但治疗无效。于是来笔者处治疗，见患儿面色青暗，形体偏瘦。患儿家长代诉患儿腹痛常发生于大便前，或劳累后，有时会发生在夜里。该患儿阳虚明显，阳虚之体不耐外寒，所以多挟有寒邪。笔者嘱家长将温胃舒颗粒、午时茶颗粒各1小包，开水冲服，每日2次，治疗数日，一切安好，不再疼痛。

病案4 金某，女，每逢月经干净后小腹疼痛不已，此为阴血亏虚无以润养胞宫，治疗当以大养精血为上，辅以疏通。但一定要考虑气机的升发，用药不能过于阴寒。见患者脉细涩而数，月经干净后的脉象多见细弱，但此患还见涩脉，是有瘀未化。血虚则脉络不充而瘀滞，这个原理和温热病后期的瘀血是一样的（温热病在发热过程中大耗阴津，津血同源，津亏则血虚，脉络不充而瘀。所以温热病的后期要用赤芍、丹皮等凉血化瘀），但因为瘀滞在子宫，可以通过月经外排，治疗更方便。

处方：地黄，枸杞子，菟丝子，白芍，党参，麦冬，丹参，益母草，当归，巴戟天，泽泻，桂枝，陈皮，威灵仙。

在月经期间用药，服药后月经期排出瘀血甚多，疼痛随之缓解，如此治疗3个行经期，此后小腹没再疼痛。

病案5 某女，慢性盆腔炎见小腹疼痛，畏寒、四肢不温。曾服用大量寒凉药，这是服寒凉药太过损伤阳气（目前中医治疗慢性盆腔炎的思路是“清热解毒药＋活血化瘀药”，这个思路对于急性盆腔炎或慢性盆腔炎明显热毒发作时效果很好，1剂药就可使症状有明显的缓解。但过用寒凉会伤气阳，阳气亏损则无力升发、无力气化，于是湿邪更重，湿邪和残阳下陷于小腹，所以形成湿热久郁，难分难解，从而小腹疼痛持续难愈）。治疗当补气升清，温阳化湿，另外针对久滞之湿瘀进行分消。

处方：生黄芪，苍术，陈皮，干姜，荆芥，益母草，川芎，皂角刺，败酱草，炮附子，泽泻，菟丝子，狗脊。

患者经治疗数日，腹痛缓解。因朋友生日聚餐过食油炸黏腻，又见白带黄臭，小腹疼痛加剧。于是患者去金华某妇科中医处治疗，治以清热解毒和血活化瘀，症状迅速缓解，于是用清热解毒药和活血化瘀药持续治疗。本患是2009年笔者在九德堂坐诊时的患者，后来笔者到金华文荣医院上班，该患者又来找笔者治疗，见到笔者后说前医用药过于寒凉，将其身体治坏。笔者接手治疗1个多月，病情有所缓解，但没过多久，笔者离开金华文荣医院，与患者失去了联系。

慢性盆腔炎患者，多数有过服寒凉的治疗史，寒凉活血的治疗，对于症状的缓解有显著效果。因为本病是湿热久滞，阳气亏伤，在治疗过程中会发生很多变症，比如本案患者因食湿热食物而引起病情反复，有的患者夏天贪食寒凉食物也会使湿邪加重导致病情反复，有的因生活上的琐事引起情绪郁闷而导致气机不畅，也会引起病情反复。

情绪是影响下焦慢性炎症（如慢性肾炎、慢性前列腺炎、慢性盆腔炎等）的关键因素，脾主运化，为一身气机之枢纽，郁闷则脾胃失和，气机升降失司，于是湿邪马上加重，这些问题都是临床医生在实际治病过程中常遇见的事情。

背　痛

背为阳之腑，背痛多为阳虚（也有不是因阳虚而引起的背痛，比如胆囊炎、胰腺炎引起的背痛，主要是因为湿热。但胆囊炎引起的背痛，表现为阵发性疼痛。阵发性背痛还见于心绞痛，但心绞痛引起的疼痛是以心胸疼痛为主，并发背痛。从疼痛的性质上来区别，胆囊炎、胰腺炎引起的背痛则是以背部闷痛为主，不像心绞痛的彻痛），治疗背痛多以温药为主。

阳虚多夹湿、夹瘀，所以治疗背痛，除了温阳，还要注意祛湿和通瘀。

病案 1 天青坑水厂的小龙是笔者的老乡，2017 年因天寒患者又每日近水，见背痛难忍不能提重物，两臂僵。针委中，用泻法，留针时不停捻转针尾，同时嘱其不停的地转动肩膀和腰。不到 2 分钟疼痛消失，再嘱其服用红糖生姜汤。

病案 2 某男，靠在床上通宵看世界杯，次日起床后背痛肢麻、胸闷，来电话向笔者询问。因浙江正直梅雨季节，白天最高气温 23℃，此患者是外受寒湿为患。笔者嘱对方饮半斤白酒后入睡。醒后背痛消失。

病案 3 兰溪某妇，因夜晚着凉后背痛找笔者治疗，笔者嘱对方煮生姜汤饮用，饮用姜汤后背痛消失。

病案 4 某男，农民，一次野外劳作淋雨后背部疼痛，笔者针外关、委中后疼痛消失。于是此后只要背痛就叫人针外关和委中穴。如此数年，后来稍吹空调亦会背痛，于是患者又来找笔者治疗。笔者见患者脉沉弱无力而迟，两尺几无。这是过针伤阳，治疗当以扶补肾阳为主。

处方：炮附子，菟丝子，枸杞子，巴戟天，威灵仙，桂枝，当归，葛根，生黄芪，苍术，陈皮。

治疗近 2 个月，此后数年患者再无背痛。

针无补，用针之治，在于调气祛邪。有寒滞用针可以散寒，阳虚自然当补。

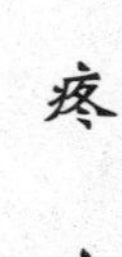

腰 痛

腰为一身力量传递的枢纽，极易劳损疼痛。腰为肾之腑，久腰痛多是肾虚为患，治疗当以补肾壮腰为主。然肾虚多见湿阻（气化不利而生内湿）和瘀滞（血水同源，湿阻则血行不畅），所以治疗腰痛，不能纯补，还得审湿瘀。本草学上所说的白术能利腰脐间血，在于白术的健脾祛湿，湿去则腰利；杜仲治腰痛，在于杜仲的强腰补肾。

腰痛多挟湿，于是有人治腰痛用药过燥。要知肾气分阴阳，孤阴不长，孤阳不生。药过燥则伤阴，阴伤则肝血虚，筋无血养而腰之束筋无力，从而腰痛。记得金华某妇，年近六十，因天天抱孙子，于是见腰痛不已，服药无数，行牵引等理疗，均无效果。偶然询问笔者有无治疗腰痛的方法，见患者面部萎暗无华，讲话气短不足以息，于是告诉患者可以吃人参。患者回家后，吃了一次人参，腰就不痛了。次日带孩子来门诊部询问人参治疗腰痛的原因，笔者告诉患者“你年近花甲，已经绝经数年，肾气本亏，后来又行牵引等治疗，导致腰附近的筋损伤。且原来服药过燥，使精血更伤，于是腰椎边上的筋就不能有效的固定腰椎。人参不仅能补气，还能养精血，气足能生血、能运血。精足筋得养，于是腰痛就治好了”。

治疗腰痛，必要先诊舌脉，如舌见厚腻苔或水滑样苔，这是有水湿之邪，治疗得运脾化湿；如脉见细弱，得补气养精，用药不能过热过燥。持续的腰痛是虚证，治疗以补养为上；如果白天活动后腰不痛，夜里或早上起来时腰痛，这是有寒且湿瘀，治疗当温养中分消湿瘀；如活动后疼痛加重，这是劳损，得以补气养精壮骨为上。

腰位于人体中部，一身之力都作用于腰，因此易虚损、易着邪。《黄帝内经》载“邪之所凑，其气必虚”。很多人理解此气虚是指全身之气虚，笔者则认为是全身或局部的气虚。有瘀必有虚，瘀之处，气血不畅通，所以气血不足，故此处就虚。因此治疗腰痛，多以治腰之局部虚损为主，杜仲、狗脊等药虽有强腰壮骨之效，但无补气养精之能；附子、肉桂虽有温阳暖肾之功，但无润养生精之力。这些都不能作为治疗腰痛的常规用药，反而用菟丝子、枸杞子、人参等补而能润、养而不腻之药甚好，特别是久患腰痛的虚损者，补养无速效之法，用药上需缓和，不能过于燥烈。因此，笔者治疗腰痛，虽常用杜仲、狗脊，但必辅以党参、菟丝子之属，阳虚亦用巴戟天之类能温能养之药。

如有湿阻，当以运脾为主，而不能过用渗利药。《伤寒杂病论》中的肾着汤重用白术，就是为了健脾以运湿，重用泽泻之渗利，是针对湿邪重的应急治疗。诚如清代李用粹所云："补肾为先，而后随邪之所见者以施治，标急则治标，本急则治本，初痛宜疏邪滞，理经隧，久痛宜补真元，养血气。"

病案 1　某妇，患慢性盆腔炎，腰痛不已。经中医伤科、妇科治疗后，腰痛更严重。笔者见前医处方治疗腰痛以乳香、没药、桃仁、元胡、杜仲等活血壮腰药为主；而治疗妇科炎症则以大青叶、黄连、黄柏等大队清热解毒药为主。治腰之药燥血伤精，且乳香、没药腻胃；治妇科炎症之药寒凉清热以伤阳，久治后则阴阳气血俱不足，所以久治不愈。其实妇科炎症常见腰酸，特别是慢性妇科炎症更是常见，主要原因是久病及肾的肾虚、二是湿滞下焦影响气机的升降，治炎不治湿，非其治。世上没有无湿之炎。可是时下中医，死守清热解毒为治炎之风，牢不可破。苦寒伤阳，阳伤则气化不利，于是湿邪更甚，炎症永不得愈。对于治疗下焦的慢性疾病，只要补肾运脾，辅以分消湿瘀，慢慢地炎症自愈。但患者急于求速效，医者为迎合患者的心理治以大队清热解毒药，虽使症状快速缓解，但会导致久治不愈。久病之虚，无速效之补，在治疗过程中，患者的配合尤为重要，如逢食湿热食物（比如油炸、烧烤类食物）、情绪压抑、熬夜伤气、外感失治，炎症马上就会反复。该患者找笔者治疗是因为腰酸痛不能挺直，走路不方便。笔者见患者面暗舌胖暗，脉沉弦稍涩而无力。此是阳虚有湿瘀，因湿瘀互结严重，急泄其标，待湿去大半再转变治疗方向，以治本为上。

处方：生黄芪，炮附子，桂枝，败酱草，生薏苡仁，苍术，厚朴，狗脊，荆芥，皂角刺，黄芩。

嘱患者此方只能服用1周，最多不能超过2周。患者服药1剂，腰酸痛如失，原来黄臭量多的白带大见好转，小腹坠胀感也缓解了很多，之后未来复诊换方。过了3个月，患者前来复诊，原来患者连续服用此方3个月。服用半个月时，一切安好，精神等方面都没有不适。觉得要巩固治疗下，于是连续服用此方。后来觉得心烦失眠，腰痛又反复。虽没有原来慢性盆腔炎的小腹坠胀和白带黄臭，但有时会见阴道奇痒，性交时阴道干涩疼痛。这是药过燥而伤精，精伤则筋失养，于是腰痛反复；精亏则血虚，心失血养而心烦；精亏则阴道干涩。笔者见患者舌瘦、舌尖绛红有芒刺，脉细涩而无力。治以养精通络。

处方：党参，陈皮，百合，麦冬，枸杞子，菟丝子，狗脊，巴戟天，泽泻，当归，益母草。

此后诸症又得安。

笔者在2012年前治病以阶段性治疗为主，如治疗此患者时，先用数剂药使患者的湿热速去，等情况好转后，再减少燥药，加菟丝子之类的药润养。金华当地的患者往来复诊方便，以此种方法治疗效果较好。但外地来的患者，有时实在难以把握，患者服某处方感觉好，就会连续服用，服药太过易生他变。2013年笔者到横店四共委义诊，有很多外地患者前来求治，于是笔者在治疗方面减少药量，采用四平八稳的处方。这样的治疗方式，虽不如从前那样效果确切，但如果患者自行按方服药，所带来的副作用会减少很多。有人注意到笔者2013年出版的《医道求真》中所录的用药风格与现在的用药风格不太一样，原因就在于此。

病案2 某男，31岁，农民，不慎从二楼跌下，导致腰部损伤，手术治疗半年后还不能行走，腰痛、转身困难，且见腰部肌肉萎缩。于是到杭州某中医骨伤科进行康复治疗半年，疼痛未解，下肢依然不能运动，肌肉萎缩得更严重。后来笔者处治疗，笔者见患者上半身肥壮，下肢消瘦，坐在轮椅上，肥头大耳，面部还有数粒米粒大的痤疮。这是湿瘀久郁化热的表现，治疗得运中化湿、活血通络。

处方：苍术，生薏苡仁，黄芪，鸡血藤，丹参，蜈蚣，白僵蚕，威灵仙，天南星，狗脊，枳壳，厚朴，焦三仙，菟丝子。

治疗近 1 个月，上半身瘦了些许，腰痛得以缓解，但下肢萎缩的肌肉还是一样没有变化，以上思路治疗 2 个月，患者可以站起来移动，下肢肌肉比原来稍见粗壮。笔者对内服中药方面大体思路还是以补肾运脾、活血通络为治，但外治法则以祛风活血药进行药浴，再针承扶、委中、太溪、阳陵泉等穴位。治疗近半年，患者可以自行走路，但动作不太方便。

2016 年立秋期间，笔者在给患者煎药时不慎腰扭伤，疼痛不已，站立不住。于是坐在地上自己按摩太冲穴。因为天气火热，镜子中见自己舌苔白腻，内服药用：生白术、泽泻、独活、鸡血藤。药煎好后，自己可以站立并能开车。休息了 2 天，开车后腰痛反复，通过手机给小付发了个药方，叫他把药煎好送来给笔者服用。1 周后，腰痛有所缓解。回到家里急躺着静养，并且泡了 1 瓶菟丝子酒服用。如此又二十余天，腰痛才见好转。笔者此次腰伤，主要是因前些年持续熬夜写文章伤了精血，使筋失养。因为笔者自幼在山村里长大，常进行重体力劳动，后来习武时，也未发生腰痛，这是笔者第一次腰痛。但腰痛缓解后，笔者又坚持熬夜写文章，到了 2016 年冬天腰再次扭伤，治疗刚好点，有一乳腺癌病危患者来诊，于是又车来车往的为患者诊治。在此期间，笔者同学来义乌找笔者看病，笔者又开车去诊治。导致此次腰痛持续近半个月。

对于急性腰扭伤，卧床静养很关键。扭伤初期，按揉太冲穴对疼痛的缓解效果较好，如有针可以在委中穴放血。内服药上以运脾利湿的肾着汤重用生白术，再加凉血活血、补肾壮骨药治疗，效果也很理想。因为扭伤后，腰肌局部会发生水肿，所以要运中

利湿，如果水肿不退，腰痛就会持续。笔者这两次腰扭伤，原是久熬夜伤精而使筋失养才会使腰不固，但伤后因工作繁忙无暇静养休息，导致腰伤难愈。于是笔者会时不时地照镜子观察自己的舌象，诊下自己的脉，稍有不适，就煎几剂药服用。2017 年起到现在，虽经常熬夜写作，但腰痛没有反复。

髋部疼痛

髋部疼痛最常见的疾病莫过于股骨头坏死，以及孕妇怀孕过程中的疼痛。孕妇的髋部疼痛在于营养不良，随着孕周增长，孕妇身体的营养物质就越缺乏。而股骨头坏死的患者，也多见于多次流产失养，且年龄超过三十五以上，年龄在三十岁以下的股骨头坏死患者极少见。

关于股骨头疼痛的医学理论，早在《黄帝内经》就有记载，如“因而强力，肾气乃伤，高骨乃坏”“味过于咸，大骨气劳，短肌，心气抑”。对于《黄帝内经》所说的“高骨”“大骨”，历代注家不一。王冰认为“高骨，腰高之骨也”；喻嘉言认为“大骨即高骨，常有高僧绝欲，只因味过于咸，以致精泄溃败，堕其前功”；周学海认为“高骨者，阴上毛际之横骨也，非腰高之骨。腰有何高骨耶？强力者，即强力入房，交合太过也。此骨为肝、肾之经所系，交合太过，不但五内之气伤，而外经所系之高骨亦坏。每有多战强泄者，毛际横骨隐作酸疼，是其征也。《洗冤录》辨俗言妇人贞洁从一者，其阴骨洁白；其淫而多夫者，则全变成黑。非也。凡室女及妇人未生产者，其骨皆白；生育多者，其骨皆黑。无关贞淫也。妇人生产多而骨坏，不可知男子交合多而骨坏乎？”

王冰曰“高骨，谓腰高之骨也”，这自然不对。古人对解剖学的描述，是以肉眼直观为主，所谓高骨，是指明显突出的骨性标志，比如锁骨、第 7 颈椎、耻骨、髋骨等。而喻嘉言云“大骨即高骨”，这也不对。古人在文字方面还是很严谨的，大和高是不同的。而周学海所说的高骨是耻骨，并且以性生活后耻骨的酸痛来证明。性生活后的耻骨疼痛，并不是因为性生活太过伤肾引起，而是机械力造成的疼痛。另外,《黄帝内经》中的“强力”也并不是代表性生活，而是指过度的劳作。《本病论》中有“人久坐湿地，强力入水即伤肾，肾为作强之官，伎巧出焉”明显可以看出是劳作之后入水会伤肾，而不是指性生活后入水。

另外,《黄帝内经·玉机真脏论》载：“大骨枯槁，大肉陷下，胸中气满，喘息不便，其气动形，期六月死，真脏脉见，乃予之期日。大骨枯槁，大肉陷下，胸中气满，喘息不便，内痛引肩项，期一月死，真脏见，乃予之期日。大骨枯槁，大肉陷下，胸中气满，喘息不便，内痛引肩项，身热，脱肉破▯，真脏见，十月之内死。大骨枯槁，大肉陷下，肩髓内消，动作益衰，真脏来见，期一岁死，见其真脏，乃予之期日。大骨枯槁，大肉陷下，胸中气满，腹内痛，心中不便，肩项身热，破▯脱肉，目眶陷，真脏见，目不见人，立死；其见人者，至其所不胜之时则死。”其中“大骨枯槁，大肉陷下”，这大骨和大肉是相互关联的。大肉指大骨外面的肉，即大腿上的肌肉。大骨指股骨。大肉下陷，指的是大腿的肌肉萎缩。

对于上文所说的“强力”，要考虑身体活动时着力最大的地方，除了膝关节、踝关节外，其次就是髋关节了。所以《黄帝内经》中所讲的高骨指的是髋骨，大骨指的是股骨，肾虚则使髋关节处的骨头坏死。

可见髋关节疼痛的治疗，首要在于补肾活血。肾虚则精亏，精亏则血衰而脉络不充，从而气血失畅。

病案 1　2006 年笔者三姐怀二胎，妊娠 4 个月后见髋关节疼痛，随着妊娠时间增加，疼痛越来越严重，妊娠六七个月时走路困难，这是气血不足的表现，应服补肾养精药。

处方：菟丝子，枸杞子，炒白芍，威灵仙，当归，狗脊，杜仲，党参等药。

笔者三姐服药后觉得困，睡后醒来，髋关节就不疼痛了。以此思路治疗半个月，一直到胎儿出生都不见髋关节疼痛。

病案2 张某，女，42岁。患股骨头坏死，髋关节疼痛不已，行动不便，劳累后加重。2009年来诊，见患者面色萎黄、脉沉弱无力而偏涩。这是精血亏虚使股骨失养。

处方：枸杞子，菟丝子，巴戟天，鹿角片，补骨脂，杜仲，威灵仙，鸡血藤，当归，石菖蒲，生黄芪，党参，陈皮。

大剂予之，服药以少量多餐的方式，以便于脾胃运化。嘱患者平时多休息，不要熬夜。到了冬天又用固肾养精为主的膏方巩固治疗，此后髋关节不再疼痛。后经医院检查疾病治愈。

对于孕妇和股骨头坏死患者的髋关节疼痛治疗大不相同。虽说都是以补肾活血为基础，但治疗孕妇时，活血药不能过用，以免动了胎气。治疗股骨头坏死一定要重用活血化瘀药，以当归、鸡血藤此类有养血作用的药为好。另外，还要加些开窍药，使药力直达病所。

前后阴痛

肾主前后阴，司二便。前后阴疼痛多与肾有关。另外，从经络学上来看，肝经是循阴器，肝为肾之门户，肝之升发全在肾气的充足，所以前阴痛，初痛多见肝郁气机不升，久痛多见肾虚无力升发。后阴肛门主大肠，大肠与肺互为表里，所以肛门疼痛，多以肺气虚无力升发为患。

从经络上来看，前阴在于阴位，后阴则是任督二脉的分界处。人的阴阳分界上面在口，下面在肛门。所以道士练气，上要用舌抵上腭，下要提肛，这样做是为了使人体内的阴阳更好的对接。不论是前阴疼痛还是后阴疼痛，主因都是局部的气机失畅，其病机，在于气机的升发不力。

病案 1 某妇，年过花甲，因生气而见阴部及会阴胀痛、坐立不安、心烦气急，以说明书的三倍量服逍遥丸，一药而痛止。过了六七年，又见疼痛，自行吃逍遥丸，效果不好，笔者嘱其再加服补中益气丸，以促进气机的升提，又一药而愈。

病案 2 某男，因股票亏损，心烦失眠，阴囊坠胀疼痛不适。嘱服小柴胡颗粒，1 次 3 包。药后微微有汗出，阴囊疼痛随之而止。

病案 3 某妇，夏天吃油炸小龙虾、饮冰啤酒后，午夜见肛门坠胀疼痛，小便时尿道烧灼样疼痛。这是湿热下注，滞于下焦。病急而重者，治疗在于通利祛邪。患者急来电话询问笔者，得知其家里有西瓜，西瓜具有很好的清热通利效果，嘱患者多食西瓜。次日疼痛得愈。

病案 4 某男，痔疮数年，人见劳累则肛门外脱而疼痛。见脉沉无力，这是肾虚无力升发，不得用补中益气汤纯以升提，以免更伤下元。

处方：生黄芪，党参，葛根，当归，川芎，红花，枳壳，补骨脂，陈皮，菟丝子，巴戟天。

嘱患者平时自行按摩命门穴、百会穴。治疗近 1 个月，效果不是很理想，因在单位做报告长时间站立，又见肛门外脱。笔者考虑这是久言伤气，气伤则升提无力，于是原处方中生黄芪加倍。再外用冰片、黄柏、红花、枳壳、五倍子等药混合共研末，加蜂蜜调糊外敷。又治疗月余，此后肛门很少外脱，到了冬天再以固肾养精膏方巩固，次年开春后，又用固肾补气升提之剂以巩固治疗。痔疮虽因气机升发不力而导致，但肛门局部的气滞血瘀一定要考虑到位。有人提出用“补中益气汤 + 枳壳”的思路治疗，有些患者用后效果并不好，主要还是因为局部的瘀血不行。

《古今医案按·师尼寡妇异治》载：“一放出宫女，年逾三十，两胯作痛，肉色不变，大小便作痛如淋，登厕尤痛。此瘀血渍入隧道为患，乃男女失合之证也，难治。后溃不敛，又患瘰疬而殁。”书中还有数例女性因长久没有性生活引起下阴疼痛的病案。笔者治过两例三十多岁还没有性生活的女性，的确很难治。虽说患者来治疗时，笔者可以给患者讲笑话，或引导患者多看书学习，转移患者的注意力，但患者体内激素的分泌量不是医者能左右的。所以治疗这两例患者时，笔者用心理治疗，加对证的中药治疗，开始几天效果都很好，但1周后，中药的效果就没有那么好了。如此反复数诊，病情虽说向好的方向发展，但总体效果还是不理想。诚如《褚氏遗书》所载：“女人天癸既至，逾十年无男子合，则不调，未逾十年思男子合，亦不调，不调则旧血不出，新血误行，或渍而入骨，或变而为肿。后或虽合而难子。合多则沥枯虚人，产乳众则血枯杀人，观其精血，思过半矣。”性生活不能无，但亦不能过。时下中医界对于性医学方面的内容论及很少，但从临床上来看，因性生活问题引起的疾病很多。

所欲不得便成郁，郁则气机失畅，当升不升，当降不降，先是中焦脾胃受阻而见痞胀食积之患，治疗以运中和胃，疏运气机之枢。郁滞日久，后天脾胃受损，则气血伤而身体虚，更久则伤肾（后天不养先天）而使气机无力升发，从而气机下陷，邪困下焦形成下焦诸多疾病。

中医讲“形神一体”，人是肉体（形）与灵魂（神）结合的有机整体，并且由灵魂来主宰肉体（以神驭形），所以从古至今，医家们面对健康问题时都要考虑身体与神志两方面。片面的注重肉体或心理是解决不了健康问题的。患者生病，久治不愈，会影响心理的健康，而心理的问题也一样会直接影响肉体的健康。只片面看到精神因素对健康的影响，这是不行的，因为肉体对精神的影响一样巨大。有些因精神因素引起的疾病，患者的元气还未亏虚，疾病还不是很严重，通过精神调理，可将患者治愈，但如上述《古今医案按》中的病案，患者肉体损伤已很严重，并且元气也很亏虚，只求精神调理，这是不现实的。比如肾功能衰竭的水肿患者，心理压力大，会直接影响气机的运转，使脾胃的升降功能下降，水湿之邪不能及时外排，会直接影响疾病。但如果不通过运脾补肾分消湿瘀的治疗，单纯进行精神调理，只会使病情进一步恶化。

下肢痛

下肢疼痛较上肢疼痛复杂，主要有以下几方面原因：一是下肢易劳损，因为人走路时全身的重量都作用于下肢，所以下肢易劳损，比如篮球、传统太极拳等运动，都会造成膝关节的劳损；二是下肢处于身体下部，人上了年龄（《黄帝内经》载“年四十，而阴气自半”，张景岳提出“中兴论”，即人在四十岁时要调补身体。但从实际来看，人在三十五岁时是一个坎，很多女性一过三十五岁，身体的各项功能都明显下降）清阳升发之力就远不如年轻时，比如人在20岁左右时患脚气病、妇科炎症、男科炎症、下肢静脉曲张等疾病的概率极低，30岁以后这些疾病的发病率会增高，这就是因为人上了年岁，肾气逐渐亏虚，清阳升发逐渐下降造成的。所以人的下肢疼痛，也是30岁以后才见发病率增高，原因也在于清阳失升，湿瘀结于下，这是下肢疼痛的重要病因；三是下肢通肝脾肾三脏之经脉，肾主一身之气化，肝和脾都主升发，所以下肢疼痛的治疗，多从肝脾肾立论治疗，这点和上肢疼痛治疗不太一样。对于上下肢治疗，古人治疗上肢疼痛用羌活，下肢用独活，笔者从临床治疗风湿疼痛患者的效果来看，独活治疗下肢疼痛的效果的确要比其他祛风湿药好。这主要是因为独活气雄通透，彻内彻外，更有利于湿邪的治疗，有时笔者会用独活治疗以湿邪为主证的妇科炎症，亦是取此意。上肢通心肺之经脉，主疏散，针灸上也一样，散热取上肢穴为好，泄热取下肢穴为上。比如外感发热，治疗在于发散，所以多取上肢的穴位，中风闭证的发热治疗当泄，以取下肢为好。这些都有一定的规律可循，所以治疗上肢疼痛，以补养气血为主，治疗下肢疼痛以固精化湿为上。

由此可见，治疗下肢疼痛和上肢疼痛还是有很大区别的，比如年过五十的妇女，多见肩膀疼痛，治疗要以当归、鸡血藤、枸杞子、桂枝、党参、黄芪等药为核心，补养之中予以疏通；同样是一个年过五十的妇女见下肢疼痛，治疗用枸杞子、菟丝子、杜仲、狗脊、巴戟天、独活等药为好。有人治疗类风湿关节炎患者的手指疼痛，用大剂威灵仙、独活等祛风湿药，燥血太过，使筋无血可养，反而越治越重，而笔者用当归、鸡血藤等药养而通之，使筋有血可养，反见显效。

病案1　某妇，农民，因早年在山村里挑担太过，见膝关节和腰部疼痛，因小腹疼痛去医院检查见有一巨大卵巢囊肿。因经济问题，患者选择中医治疗没有手术。笔者见患者脉象涩浊而偏数，舌淡暗而胖瘀，这是寒湿瘀结并有化热之象，治疗当以补肾化湿，疏通经脉。

处方：独活，生薏苡仁，败酱草，炮附子，皂角刺，石菖蒲，益母草，生黄芪。

药味少，量重，以使药力下沉，治疗半个月，膝关节疼痛消失，巨大型的卵巢囊肿缩小了2/3。

病案2　天青坑小李村长，2016年右小腿外伤化脓，2017年伤处疼痛不已，影响行走。见患者舌淡胖，苔白腻，脉沉浊。这是阳虚有湿，治以温阳化湿。

处方：独活，威灵仙，狗脊，菟丝子，炮附子，生黄芪，鸡血藤，泽泻。

服药后当天就见疼痛减轻。

病案3　某妇，多次流产失养，见腰脊及下肢疼痛，医院检查见腰椎压迫脊神经，行牵引治疗，效果很好，以为神，于是见疼痛就去做牵引，但效果越来越差，并且感觉力气越来越弱，中医治以祛风湿活血止痛药，病情加重，觉得腰后侧筋拉着疼痛，走路都不方便。2009 年到笔者门诊部治疗，见患者脉沉细无力而偏弦涩，舌暗瘀。此为精亏血滞，治疗以养精活血为上。

处方：枸杞子，菟丝子，补骨脂，狗脊，巴戟天，当归，鸡血藤，泽泻，党参，生黄芪，威灵仙。

治疗半个月，效果不显，患者心急来询问，笔者嘱患者再服半个月，方显有些效果。此思路治疗近 2 个月，疼痛渐渐消失。虚证治疗，没有速效之法，精亏当养，有方守方，由量变而达质变很重要，医者切不能急。

病案 4　某妇，70 岁，性子急，素来脾胃不好有湿阻。2017 年上半年连续阴雨，见两腿外侧足少阳胆经循经疼痛。舌暗瘀而多津欲滴，脉弦涩浊而数。此为阳虚无力升发清阳，使气化不利而生湿，治疗以升清化湿为上。

处方：巴戟天，菟丝子，泽泻，紫苏叶，生黄芪，厚朴，苍术，鸡血藤，茯苓，姜半夏，生姜。

治疗数日疼痛已见好转，脉象亦见和缓，高龄患者，化湿不能太过，以免伤精。于原方减少燥化药，再加当归通血脉而安。

病案 5　某患者久熬夜，2017 年春夏之交，登山后觉得足底有一条筋拉着疼痛。这是因为久熬夜伤精，运动太过又伤津，筋失养而挛急疼痛，治疗当润养。

处方：枸杞子，菟丝子，菊花，桑叶，党参，麦冬，狗脊，当归，泽泻，鸡血藤，陈皮，焦三仙。

服药数剂而安。后嘱患者用人参、枸杞子、大枣、三七、菟丝子、茯苓、佛手诸药泡酒，偶尔喝些润养阴精的药酒，再没见足底挛急疼痛。

病案 6　某男，72 岁，痛风 30 余年，左脚踇趾严重变形，间歇性疼痛。2013 年秋到横店找笔者治疗，见患者面暗微微有些浮肿，脉沉弦而涩。舌暗瘀，苔厚腻。此为湿瘀互结，治疗得以攻坚通络为主。

处方：蜈蚣，皂角刺，石菖蒲，鸡血藤，独活，黄芩，生薏苡仁，炮附子，麻黄，黄芪，菟丝子。

并用桂枝、黄柏、石菖蒲、威灵仙煮药汁泡脚，水温以患者能承受的最高温度为宜，泡到患者有骨头要化掉的感觉。如此内外并治，不到半个月原来变形的踇趾肿胀消了大半。治疗近2个月，再不见痛风疼痛发作。

病案7 某妇，50余岁，超市营业员，近半年见足跟疼痛，此为久立伤骨，加上已绝经，治疗当以补肾为上。因对方经济条件不好，问笔者能不能用便宜的药为她治疗。笔者用菟丝子、威灵仙、鸡血藤、陈皮四药为治，治疗20余日，效果平平，笔者嘱患者继续服此方2个月。患者果真坚持服药2个月，足跟疼痛痊愈，并且面部变得光洁红润。

病案8 某男，60余岁，下肢疼痛不能走路，因为当时笔者还在山村生活，一次老人来找笔者，问笔者中医书上有没有治疗脚痛的药方，笔者嘱对方用一味骨碎补煎汤，再用药汤炖猪骨头，加些生姜片，放少许盐。治疗三四个月，老人能走路，并且能挑担，再无下肢疼痛。因为江南山村里野生骨碎补很多，此后村民有下肢疼痛就用此方，屡试不爽。